¿Cómo mejorar mi alimentación?

Consejos y trucos sencillos para practicar una dieta sana y equilibrada en cualquier situación

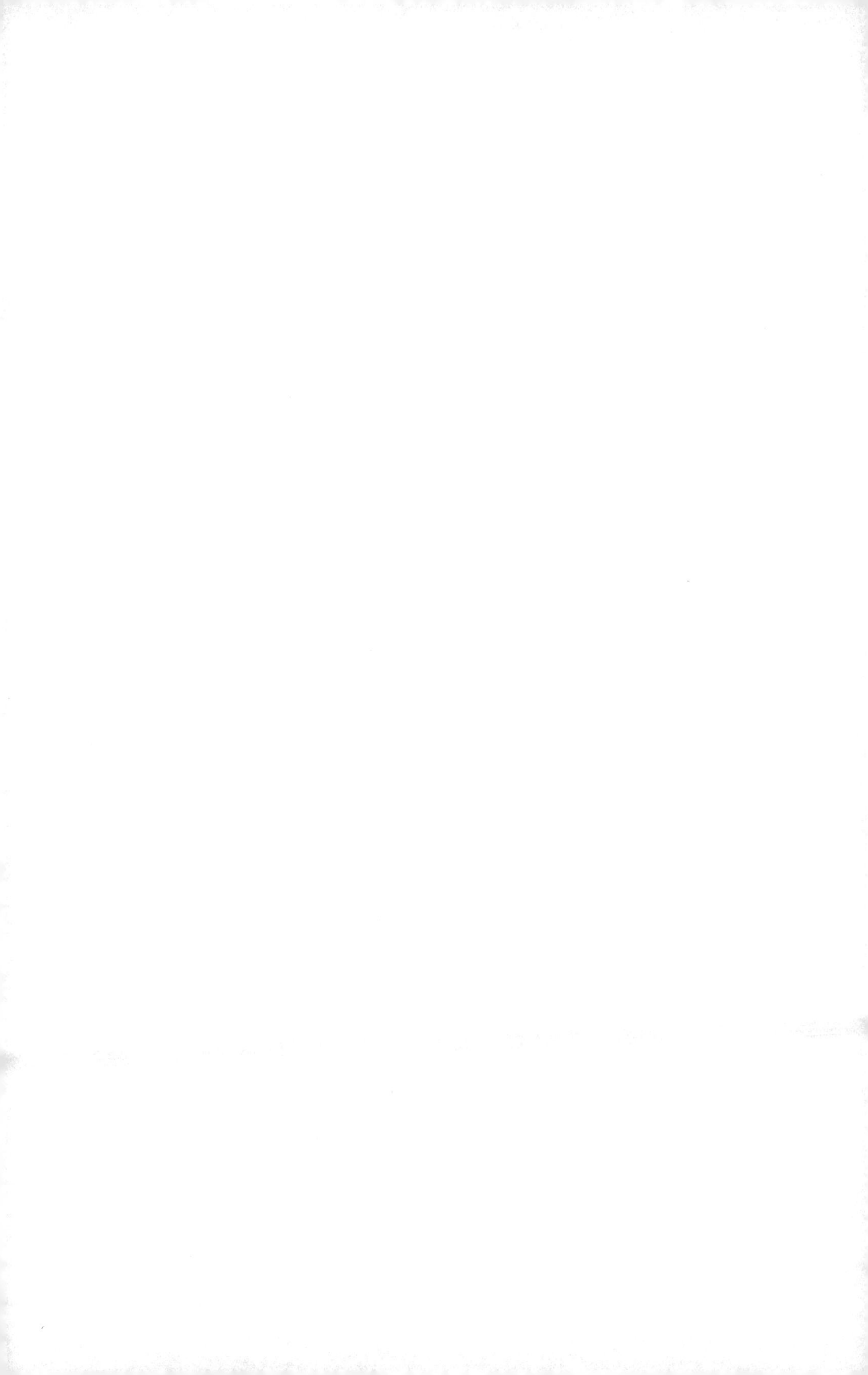

Índice

La dieta occidental

Uno de los elementos que más nos van a condicionar a lo largo de toda nuestra vida es la salud. De hecho, si pensamos en las cosas más importantes de la vida, la mayoría de las personas colocarían la salud (junto con el trabajo, el amor, la familia y las amistades) como uno de los aspectos más importantes y con mayor capacidad de hacernos felices.

Sin embargo, a pesar de ello, nos encontramos también con que, especialmente en los países occidentales, el gasto médico se ha disparado sin que esto consiga mejorar la salud de los ciudadanos considerablemente. De hecho, muchos de estos denominados países del primer mundo, pueden presumir de tener una esperanza de vida bastante larga, aunque no así en lo que respecta a la calidad de vida.

¿De qué sirve vivir ochenta años si desde los cuarenta o cincuenta se sufren enfermedades del corazón, sobrepeso o enfermedades degenerativas? Eso, por no mencionar que estos países encabezan las listas de pacientes con enfermedades autoinmunes y cáncer.

¿Cómo es posible que países con un gasto médico tan elevado tengan tantos problemas de salud? La respuesta la tenemos que encontrar en nuestros hábitos de vida. Los países occidentales, además de estar a la vanguardia en gasto médico y farmacéutico, también son los primeros en alimentación insana y sedentarismo. En consecuencia, es necesario llevar a cabo este desembolso económico ingente en gasto médico para curar todas las enfermedades que surgen como consecuencia de un estilo de vida y unos hábitos poco o nada saludables.

Sin duda, el ejercicio es uno de los elementos que más puede ayudar a que una persona se mantenga en buenas condiciones físicas y mentales. Sin embargo, el ejercicio es solo una de las caras de esta balanza. La otra es la dieta.

En Occidente, así como en algunas zonas de Asia, es donde más alimentos procesados y ultraprocesados se consumen. Esto presenta un doble problema. Por un lado, se trata de productos que aportan una cantidad muy grande de sustancias que, si bien están permitidas por las legislaciones vigentes en estos países, no nos hacen ningún bien a la salud. Por otro, al consumir este tipo de productos ultraprocesados, desplazamos los alimentos naturales que deberíamos consumir a diario y que son una de las mejores garantías de salud que tenemos a nuestro alcance.

Hemos mencionado que el gasto farmacéutico que realizan estos países para curar a sus enfermos es muy elevado. Sin embargo, ya en el siglo V a.C. el médico griego Hipócrates hizo mención a la importancia de la alimentación a la hora de conservar la salud. Hipócrates decía: "Que tu alimento sea tu medicina". Se puede considerar a Hipócrates como uno de los médicos más adelantados a su tiempo. No solo por sus tratamientos y por su comprensión de la salud y la enfermedad humanas en un tiempo en el que la ciencia estaba todavía en sus fases más tempranas, sino también por entender que la mejor forma de conservar la salud es previniendo la enfermedad.

Hoy en día, la mayoría de las personas en Occidente siguen hábitos de vida nada saludables y, cuando enferman, corren al médico para atiborrarse de medicamentos que les curen de dicha enfermedad. Sin embargo, si cambiamos los hábitos de vida, especialmente si cambiamos la dieta, en muchos casos, no necesitaremos curar la enfermedad, porque la enfermedad sencillamente nunca llegará a hacer su aparición.

En este sentido, se trata del viejo proverbio que dice "más vale prevenir que curar". Por ello, si queremos estar sanos, una de las primeras cosas que tenemos que hacer es adoptar hábitos de vida saludables, especialmente los relacionados con la vida activa y la dieta.

¿Qué esperar de este libro?

Aunque el ejercicio y el deporte son elementos fundamentales de cualquier vida sana, no son el tema de este libro. Por el contrario, este libro se centra en los hábitos dietéticos, que son también uno de los elementos más importantes en lo que a salud y prevención de la enfermedad se refiere.

Uno de los elementos que tenemos que tener en cuenta al leer este libro es que se ha escrito con una voluntad meramente divulgativa. Por ello, el lector no encontrará en él complicadas explicaciones de química alimentaria, sino recomendaciones generales que le ayudarán a entender qué tiene delante cuando va al supermercado a hacer la compra, que le permitirá distinguir un alimento sano de otro, así como comprender la importancia que tienen las decisiones que día a día tomamos a la hora de la comida y, sobre todo, cómo estas pequeñas decisiones pueden influir notablemente en nuestra calidad de vida. Es decir, se trata de una introducción a los hábitos dietéticos y saludables. Hábitos que harán que, alimentarse de forma sana, sea más sencillo y efectivo, especialmente para aquellas personas que no tengan amplios conocimientos en nutrición y lo que necesiten sean reglas y consejos generales con los que empezar a mejorar la forma en la que comen.

Así mismo, el lector no encontrará en este libro una dieta concreta que seguir, sino, como se comenta, pequeños trucos y consejos que le ayudarán a mejorar su dieta y alimentación de forma fácil, permitiéndole ser mucho más consciente de qué come y qué efectos tendrá dicha comida en su organismo.

Confiamos en que este libro sea de utilidad para el lector y que, por lo menos, consigamos ayudarle a que su vida sea un poco más sana y más completa en todos los sentidos, tanto física como psicológicamente. Al fin y al cabo, como dice el dicho: "Somos lo que comemos". ¡Y podemos ser cosas muy sanas y ricas!

Salud y calorías

Una de las primeras cosas que tenemos que tener en cuenta al hablar de alimentación y salud son las calorías. Por lo general, se ha creado en el imaginario colectivo la idea de que si un alimento tiene muchas calorías es malo para la salud y viceversa.

Esta creencia se basa en que, al tratarse de alimentos con muchas calorías, que reciben el nombre de alimentos hipercalóricos, engordarán más que otros y, en consecuencia, esto podrá conllevar sobrepeso y obesidad, con sus correspondientes riesgos para la salud. Esta creencia, aunque en principio se puede tomar como verdadera, necesita muchos matices para entender qué hay detrás de las calorías y para entender cómo afectan realmente a nuestra salud.

¿Qué son las calorías?

Las calorías no son otra cosa que una unidad de medida. En origen, hablar de calorías era hablar de la cantidad de calor que era necesario aplicar a un litro de agua para que este aumentase un grado de temperatura. Sin embargo, como es lógico, esta definición se limita a un aspecto meramente físico y objetivo que, aunque está relacionado con las calorías cuando hablamos de nutrición, queda bastante lejos de la realidad.

Por el contrario, al hablar de las calorías de un alimento, nos estamos refiriendo a la energía que aporta dicho alimento y que, en consecuencia, sirven para definir la cantidad de "energía" que ingerimos a partir de los mismos.

Es importante tener en cuenta que las calorías no son la única unidad de medida usada en alimentación. De hecho, actualmente cada vez se pueden encontrar con más frecuencia otras unidades de medida, como son las kilocalorías o los kilojulios. Esto se debe a que constituyen medidas energéticas para los alimentos más concretas que las calorías, por lo que suelen reflejar mejor la realidad energética de los alimentos en cuestión que las calorías.

De hecho, lo más habitual es que estas unidades de medida se asocien a cantidades concretas. Es decir, figurarán como X kilocalorías o kilojulios por 100 gramos, 1 kilo, etc. En cualquier caso, la importancia de las calorías radica principalmente en la elaboración de las denominadas dietas hipocalóricas, que no son otra cosa que dietas que restringen la ingesta de calorías con el fin de adelgazar. De hecho, la influencia de las calorías en la cultura de la dietética y la nutrición es tal que, a pesar de que cada vez sea una unidad de medida menos usada, todavía se usan a la hora de designar este tipo de dietas como "hipocalóricas". Es decir, bajas en calorías.

Aparte de esto, también hay que tener en cuenta una serie de elementos importantes al hablar de calorías en alimentación. En primer lugar que el ritmo de consumo de calorías no será el mismo en todas las personas. A grandes rasgos, el consumo de calorías de cada persona es lo que se denomina comúnmente como metabolismo, y está asociado a muchos factores relativos a la propia persona y al estilo de vida. De este modo, aunque dos personas consuman objetivamente el mismo número de calorías, el ritmo de consumo de dichas calorías nunca será el mismo en ambos casos. Naturalmente, la diferencia en el consumo no variará demasiado. Sin embargo, sí que es importante tener en cuenta que nunca será una medición completamente objetiva, ya que el metabolismo de cada persona actúa de un modo determinado, y es lo que hace que la quema de estas calorías esté asociada a las particularidades de la persona en concreto.

Alimentos hipocalóricos, normocalóricos e hipercalóricos

Debido a que las dietas hipocalóricas ponen su énfasis en la reducción de las calorías para adelgazar (si consumimos menos calorías obligamos a nuestro cuerpo a aprovechar la energía que tenemos reservada en forma de grasa y, al quemarla, eliminamos dicha grasa), los alimentos se pueden dividir en tres tipos: hipocalóricos, normocalóricos e hipercalóricos.

Los alimentos hipocalóricos serían aquellos que cuentan con una cantidad de calorías muy baja. En consecuencia, son alimentos que podemos consumir "sin miedo a engordar". Aquí encontramos alimentos tan variados y diferentes entre sí como pueden ser la verdura o los refrescos "light" o "zero" ultraprocesados.

En el caso de los alimentos normocalóricos nos estamos refiriendo a alimentos que no destacan ni por tener muchas ni pocas calorías. Algunos ejemplos los podemos encontrar en muchas frutas que, debido a los azúcares presentes de forma natural, pueden ser consideradas como alimentos que aportan energía a nuestro cuerpo pero en unas cantidades que podemos considerar generalmente como "normales".

Finalmente, encontramos los alimentos hipercalóricos. Que son, simplemente, los alimentos que tienen una gran cantidad de calorías. En este rango podemos introducir, por ejemplo, todos los aceites, desde el aceite de oliva virgen extra al aceite refinado de palma.

Si te has fijado en los ejemplos que hemos puesto, no son casuales. Y es que aquí es donde radica el primer problema que nos podemos encontrar cuando basamos la alimentación en las calorías y no en la calidad de los alimentos. Uno de los problemas que nos encontramos al hablar de salud y alimentación es que perdura el mito de que lo que engorda es malo y lo que no engorda es bueno. Esto, en versión resumida, es sencillamente falso. Y en versión larga requiere una explicación detallada.

El sobrepeso es una de las enfermedades que se derivan de una alimentación deficiente y, por ello, debe ser evitado. Sin embargo, no debemos confundir delgadez con salud, ya que una delgadez conseguida a partir de alimentos insanos, o carentes de nutrientes, también conllevará problemas para nuestra salud. De este modo, lo correcto no será basar la alimentación en alimentos de tipo hipocalórico (salvo que estemos llevando a cabo una dieta para adelgazar y que siempre deberá estar supervisada por un médico o nutricionista), sino que deberá estar basada en alimentos sanos en su conjunto, independientemente del número de calorías del alimento en cuestión. Naturalmente, la suma total de las calorías que consumamos a diario deberá ser la acorde a las necesidades fisiológicas de cada persona. Pero esto no significa que debamos restringir las calorías de manera indiscriminada. Para disfrutar de una buena salud, es mucho más importante comer alimentos nutritivos y saludables que alimentos hipocalóricos.

Retomando los ejemplos mencionados con anterioridad. En el caso de los ejemplos citados en el caso de los alimentos hipocalóricos eran la verdura y los refrescos "light" o "zero". En ambos casos, nos vamos a encontrar con alimentos bajos en calorías, es decir, alimentos que engordan muy poco. Sin embargo, la calidad de unos y otros es completamente diferente. En el caso de la verdura, aunque no aporte casi calorías, estaremos recibiendo una gran cantidad de micronutrientes fundamentales para nuestra salud, especialmente en forma de vitaminas y minerales. Por el contrario, en el caso de los refrescos, lo que estaremos consumiendo será agua con una cantidad muy elevada de sustancias químicas sintéticas (por ejemplo edulcorantes artificiales). Este tipo de sustancias no solo no hacen ningún beneficio a nuestro cuerpo, sino que están asociadas a numerosos tipos de enfermedades que van desde problemas para conciliar el sueño o dolor de cabeza, a otros mucho más serios como pueden ser hipertensión, enfermedades renales, fallo hepático o, incluso, algunos tipos de cáncer. Naturalmente, el consumo eventual de este tipo de refrescos no va a conllevar estas enfermedades. Sin embargo, un consumo habitual y continuado en el tiempo sí que puede desencadenar la aparición de alguna de ellas.

Así mismo, si retomamos los ejemplos mencionados en el caso de los alimentos hipercalóricos (aceite de oliva virgen y aceite de palma refinado), nos vamos a encontrar con alimentos que contienen muchas calorías, como es el caso de cualquier aceite. Sin embargo, la calidad nutricional de uno y otro no tienen nada que ver entre ellos a pesar de que los dos engorden.

Si tomamos el aceite de oliva virgen, nos encontramos con un aceite que, además de múltiples antioxidantes beneficiosos para la salud, como es el caso de la vitamina E, también nos encontramos con un aceite que está asociado a una buena salud cardiovascular. Por el contrario, el consumo de aceite de palma refinado, usado habitualmente en la elaboración de bollerías industriales, se asocia directamente con el aumento del colesterol LDL (el malo) y con los problemas de la salud cardiovascular, como son los ataques al corazón. De este modo, vemos que dos productos que pueden parecer muy similares en un principio, tienen un efecto radicalmente opuesto en la salud cuando los consumimos.

De esta forma, tenemos que desterrar la idea de que los alimentos hipercalóricos son malos por tener muchas calorías y los productos hipocalóricos buenos por tener pocas. En su lugar, deberemos adoptar una visión de conjunto. Es decir, no debemos preguntarnos únicamente si un alimento engorda o no, sino que deberemos preguntarnos qué efecto tiene en nuestro organismo en su conjunto, lo que implica desde la cantidad de calorías a la presencia de nutrientes o sustancias beneficiosas para nuestra salud, así como qué sustancias tienen que afectarán de forma negativa a nuestro cuerpo.

Productos "light", "diet", "zero"...

Antes de cerrar este capítulo, merece la pena que nos detengamos un momento a hacer un pequeño comentario sobre este tipo de productos. Bajo las etiquetas "light", "diet" o "zero", o grandes etiquetados que rezan cosas como "sin azúcares añadidos" o "bajo en grasa", entre otros muchos, existen toda una serie de productos alimenticios cuyo único beneficio para la salud es que prometen no engordar al consumirlos.

Sin embargo, es muy importante que tengamos claro que esa particularidad de no engordar no se ha conseguido gracias a la propia naturaleza beneficiosa del producto, sino a la introducción de sustancias químicas sintéticas que desnaturalizan el alimento y hacen que al paladar nos sepa delicioso cuando en realidad la calidad nutricional de estos productos suele ser muy baja, cuando no nula.

Naturalmente, aquí estamos haciendo una generalización. No obstante, encontrar un producto de este tipo que sea realmente beneficioso para nuestro cuerpo es una tarea casi imposible. De hecho, lo más aconsejable es evitar todos estos productos y, si se consumen, hacerlo de manera muy eventual. No debemos olvidar un elemento muy importante al hablar de estos productos, que es que todos ellos, sin excepción, son productos procesados o ultraprocesados. Es decir, alimentos que han sido desnaturalizados y que, en consecuencia, los beneficios que tienen en nuestra salud son considerablemente inferiores que los alimentos o productos naturales. Sin embargo, este será el asunto que se tratará en el siguiente capítulo del libro, por lo que no nos adelantaremos de momento.

Alimentos naturales y alimentos procesados

El primero de los hábitos que influye en nuestra alimentación es el de los tipos de alimentos que consumimos. Hoy en día, estamos rodeados de alimentos procesados y alimentos ultraprocesados. Este tipo de alimentos no son nada saludables y afectan de forma muy negativa a nuestra salud. Pero, ¿de qué estamos hablando cuando nos referimos a un alimento procesado o ultraprocesado? Para que nos hagamos una idea, cualquier alimento que no se pueda encontrar en la naturaleza de la misma forma en la que lo encontramos en el supermercado es un alimento procesado. De este modo, serían alimentos procesados las harinas, los zumos exprimidos, algunas conservas o una botella de aceite, por ejemplo.

Todos estos alimentos se encuentran transformados cuando llegan a nuestra mesa. Por ello, podemos hablar de alimentos procesados. Es decir, son alimentos que han tenido que pasar por un "proceso" para ser transformados hasta convertirse en lo que son. Si tomamos como ejemplo la harina, nos encontramos con un producto procesado que es el resultado de transformar un producto natural, que sería el grano de trigo (o de cualquier otro tipo de cereal). El grano de trigo es molido y se separa la parte interior de la cáscara, que es la que tiene más fibra y nutrientes, obteniendo un tipo de harina más refinada. Esta harina se envasa y se lleva al supermercado, donde el consumidor la adquiere ya procesada.

Sin embargo, aunque los productos procesados serían todos aquellos que han sido transformados antes de llegar al consumidor, existe otra categoría de productos que se podría incluir entre los procesados pero que, debido a sus características, se consideran como una categoría propia. Nos estamos refiriendo a los productos ultraprocesados. En este caso, la transformación que ha sufrido el alimento que llega al consumidor es tal que, en términos generales, se puede considerar que todos, o al menos la mayoría de sus ingredientes, ya son alimentos procesados de por sí.

El ejemplo más claro lo podemos encontrar en la bollería industrial. En este caso, nos encontramos ante un producto que se presenta al consumidor como el resultado de la suma de una serie de supuestos alimentos naturales que se han usado para fabricar el bollo en cuestión. Sin embargo, para fabricar el bollo, no se ha usado trigo, frutos y caña de azúcar, sino que lo que se ha usado realmente ha sido harina refinada de trigo, aceites obtenidos de frutos vegetales (o de otra procedencia según sea el caso), y azúcar refinada de caña. Es decir, aunque en el origen todos los productos fueran naturales, el nivel de transformación que han sufrido ha sido tal que no se puede hablar de un producto simplemente procesado, sino que estamos ante un producto ultraprocesado. Un producto en el que todos sus ingredientes han sido alterados en una serie de fases que han hecho que la calidad de los nutrientes se vaya degradando poco a poco.

Finalmente, frente a los productos procesados y ultraprocesados, tenemos los denominados productos naturales. Estos productos son todos aquellos que, en mayor o menor medida, se pueden encontrar en la naturaleza de la misma forma en que los encontramos en el supermercado. Cuando pensamos en estos productos lo primero que nos viene a la cabeza son las frutas y las verduras. Sin embargo, también son productos naturales las legumbres, los cereales integrales (por ejemplo el arroz integral), los frutos secos, los huevos, el pescado o la carne, entre otros muchos.

Todos estos alimentos, tanto los que tienen un origen vegetal como animal, se pueden encontrar en la naturaleza en un estado igual o casi igual que en el supermercado. Es cierto que, por ejemplo, el pescado que compramos en el supermercado ha podido ser limpiado y cortado en filetes. Pero, cuando nos referimos a que se puede encontrar igual en la naturaleza, nos estamos refiriendo a que no ha sido alterado químicamente. Es decir, que, en esencia, es el mismo alimento que se puede encontrar en la naturaleza en su estado inicial.

¿Cuál es el problema que existe con estos alimentos?

Pues que una dieta sana debería basarse en alimentos naturales, que podrían incorporar algunos alimentos procesados saludables, como sería el aceite de oliva virgen, o la salsa de soja sin azúcar. Pero, en esencia, el 90% de la comida que deberíamos tomar tendría que ser a base de alimentos naturales. Los alimentos procesados, y especialmente los ultraprocesados, deberían limitarse únicamente a casos eventuales. Quizás una vez por semana como mucho. Y, si pudiera ser todavía menos, mejor.

Sin embargo, la realidad es que la mayoría de la dieta de las personas en Occidente está basada en un 80-90% de alimentos procesados y ultraprocesados. El problema que conlleva esta realidad es doble. Por un lado, el consumo de alimentos procesados y ultraprocesados implica la falta de nutrientes esenciales para la salud humana. Un buen ejemplo de ello lo encontraríamos en la vitamina C, que solo está presente en los vegetales frescos. Todos los alimentos procesados que contengan vitamina C es porque les ha sido añadida de forma artificial, pero la vitamina C presente en los vegetales originales con los que se podría fabricar ese alimento en cuestión se ha perdido en las fases del procesado. Además, esta pérdida no afecta solo a los nutrientes. Otro ejemplo muy importante lo encontramos en la fibra de los vegetales, que es retirada de la mayoría de los productos procesados y ultraprocesados ya que, al paladar, no resulta un componente especialmente sabroso. Sin embargo, la fibra de los vegetales es un elemento fundamental para que la digestión se lleve a cabo de forma correcta. De hecho, la fibra de los vegetales afecta directamente a los movimientos del intestino, y es la que nos permite ir al baño con facilidad. Al retirar la fibra de nuestra dieta, aparece el estreñimiento crónico, que está directamente asociado con enfermedades intestinales como son la diverticulitis e, incluso, el cáncer de colon. Por el contrario, las dietas ricas en frutas y verduras, así como en legumbres, son dietas con un alto contenido en fibra, que nos protege contra este tipo de enfermedades.

¿Qué relación debemos adoptar respecto a los productos procesados?

El hábito que debemos adquirir a la hora de mejorar nuestra dieta y nuestra salud con respecto a las tipologías de alimentos es tener claro que, lo que comemos, debería ser un 90% alimentos naturales. Y, el 10% restante, alimentos procesados, pero saludables, como puede ser el aceite de oliva virgen extra, que se obtiene del procesado de la aceituna, pero cuyos beneficios para la salud están avalados por la comunidad científica.

Lo primero que tenemos que tener claro es la necesidad de aprender a diferenciar un alimento natural de uno que no lo sea. No debemos fiarnos de que en la parte frontal del envase ponga "natural" con letras bien grandes y rodeadas de círculos llamativos. Debemos tener clara una cosa. Si viene en una caja, es muy probable que, al menos, se trate de un alimento procesado, cuando no sea uno ultraprocesado. Debemos pensar que los alimentos naturales son aquellos que se encuentran en la naturaleza, no los que se anuncian como tal. La cuestión es más sencilla de lo que pueda parecer, pero de una trascendencia fundamental.

Como consumidores, debemos ser lo suficientemente críticos con lo que tenemos delante. Tenemos que ser nosotros los que podamos distinguir un producto natural de otro procesado. Pensemos que el fabricante del producto procesado quiere vender su producto, está en su derecho. Sin embargo, lo que no tiene sentido común es que lo promocione diciendo que su producto procesado es "natural". Pensemos una cosa, ¿acaso encontramos bollos o galletas creciendo espontáneamente en el campo? Entonces, ¿cómo puede uno de estos productos ser natural? En estos casos, como consumidores, ¿no es evidente que algo falla?

De esta forma, el hábito que debemos tomar respecto a los productos procesados es el de desconfiar de ellos salvo contadas excepciones. Tenemos que tener muy asumido que, la dieta humana natural, no se desarrolló a base de galletas, magdalenas, pasta, cereales azucarados para el desayuno, o salsas que se comercializan embotelladas en envases llamativos.

Todos estos productos deberían constituir solo una parte anecdótica en nuestra dieta. Entender que estos productos no son la base de la dieta humana es el primero de los hábitos que tenemos que adoptar. Así mismo, como consecuencia de esta idea, también tenemos que asumir que la dieta humana se debe basar en los productos que sí que son naturales, tales como frutas, verduras, legumbres, cereales integrales, carnes, huevos y pescados.

Comer bien y comer mal

Uno de los aspectos que más afectan a la dieta y a la salud es comer mal. Esto, que parece obvio, es más complicado de lo que puede parecer en un principio. Todo el mundo sabe que tiene que comer alimentos saludables y no tomar productos insanos. Sin embargo, suele caer en la costumbre de tomar productos insanos y, después, para compensarlo, tomar productos sanos. Es lo que se conoce como la ley de la compensación.

Tomemos como ejemplo el fin de semana, cuando es mucho más habitual salir a comer fuera y, con ello, comer de forma insana. Se puede dar la situación en la que una persona sale a cenar fuera el viernes, cena fuera también el sábado, y el domingo toma el aperitivo por la mañana con los amigos. Todo esto, generalmente va acompañado de bebidas alcohólicas o refrescos azucarados o con alto contenido en edulcorantes. Después de un fin de semana de estas características, suele ser normal que, tanto el lunes como el martes, se opte por dietas hipocalóricas. Es decir, dietas muy bajas en calorías y, en algunos casos, se opta por alimentos como frutas y verduras, con alto valor nutricional. De este modo, se espera "compensar" los excesos del fin de semana. Esto es lo que se conoce como la ley de la compensación. El problema de esta ley, que suele practicarse de forma mucho más común de lo que parece, cuando se trata de nutrición, es que, sencillamente, no funciona. Está mal planteada desde el principio.

El problema de la ley de la compensación es que, en la práctica, nuestro cuerpo no reacciona de la forma que esperamos. Tendemos a pensar que, si hemos tomado un 50% de alimentos insanos y otro 50% de alimentos sanos, nuestro balance final será neutral. Es decir, no mejoraremos nuestra salud. Pero tampoco la empeoraremos. Esto es sencillamente falso.

El problema de la ley de la compensación es que parte de la idea de que unos alimentos contrarrestan el efecto de otros alimentos en nuestro organismo. Esto tiene una parte de verdad, pero otra de mentira, que es donde radica el problema. Los alimentos saludables actúan de forma normal en nuestro organismo. Es decir, al tomar alimentos sanos, como puedan ser la fruta y la verdura, nuestro cuerpo funciona de forma normal. De forma normal, no de forma extraordinariamente bien. Es decir, al tomar alimentos saludables, nuestro cuerpo, simplemente, hace lo que debería hacer de forma natural, que es estar sano. Por el contrario, cuando consumimos alimentos insanos, nuestro cuerpo se resiente. Esto significa que se trata de alimentos que lo que hacen es reducir este estado de normalidad y, en consecuencia, es cuando puede aparecer la enfermedad.

Explicado de otra forma, la ley de la compensación parte de la idea de que (en una escala de 0 a 10, en la que cero es completamente suspenso y 10 es sobresaliente) el recuento de puntos empezaría en el 5. De esta forma, si nos tomamos dos piezas de fruta y dos unidades de bollería industrial, habríamos sumado dos puntos y luego restado otros dos puntos. De tal manera que el resultado final sería 5. Es decir, aprobado.

Sin embargo, la realidad es que, siguiendo con el mismo ejemplo, el error de la ley de la compensación radica en que no empezaríamos a contar a partir de 5, sino de 0. De esta forma, si nos tomamos dos piezas de fruta y dos unidades de bollería industrial, efectivamente sumaríamos primero dos puntos y luego restaríamos otros dos. De tal modo que el resultado final no sería 5, sino 0.

¿Por qué la ley de la compensación no funciona?

La ley de la compensación es una norma que se suele usar con el objetivo de justificar los alimentos insanos que consumimos. Sin embargo, no tiene ningún tipo de base científica y, de hecho, todos los estudios realizados en dietética afirman que no es una buena manera de enfocar una dieta o un programa de alimentación.

El problema de base de la ley de la compensación es que pone al mismo nivel alimentos sanos e insanos. Según esta forma de entender la nutrición, la ingesta de alimentos sanos podría compensar la de los insanos. No obstante, hay que tener en cuenta que, el cuerpo humano, está diseñado para alimentarse al 100% con alimentos saludables. Esto significa que, si nos alimentamos a un 50% con alimentos sanos y a un 50% con alimentos insanos, lo que tenemos que pensar no es "no pasa nada porque la mitad de mi dieta es buena", sino "pasa mucho, porque la mitad de mi dieta es mala".

Hay que tener en cuenta que el problema de querer compensar los alimentos insanos con alimentos sanos va más allá de una concepción errónea de la naturaleza de los alimentos. En general, no existen alimentos que compensen a otros. Existen alimentos que nos permiten mantenernos sanos, y alimentos que nos afectan de manera negativa cuando los consumimos. De hecho, muchos de estos alimentos ni siquiera deberían ser considerados alimentos como tal, sino más bien como productos comestibles, pero que no cumplen ninguna función nutricional para nuestro organismo más allá de la ingesta de calorías vacías (el alcohol y el azúcar refinado son dos buenos ejemplos).

El desplazamiento de los alimentos sanos

Otro de los problemas que se derivan de querer aplicar la supuesta ley de la compensación a una dieta es que, en definitiva, lo que se está haciendo es desplazar los alimentos saludables. Podemos pensar, voy a comerme una pizza o una hamburguesa como plato principal y, después, me tomaré dos piezas de fruta. De esta forma, "compenso el mal alimento". Sin embargo, lo que ocurrirá probablemente es que, después de tomar la pizza o la hamburguesa (o cualquier otro alimento que no sea muy recomendable) ya no tengamos hambre. En consecuencia, aunque inicialmente tuviéramos la idea de tomar alimentos saludables después de los insanos con el fin de compensar la ingesta, lo que realmente sucederá es que solo tomaremos los alimentos insanos porque, simplemente, después ya no tendremos hambre.

Este desplazamiento de las comidas saludables es mucho más común de lo que parece. Tenemos que tener en cuenta que el hambre que tenemos, así como nuestra capacidad de comer a diario (al menos en personas sanas o con un peso normal) es limitada.

De hecho, si tenemos hambre, es porque nuestro cuerpo está demandando nutrientes. Pero, si lo que hacemos es meramente "llenar el estómago", conseguiremos que cese la sensación de hambre, pero no estaremos aportando los nutrientes necesarios a nuestro organismo. De hecho, se puede dar el caso de personas con sobrepeso y anemia. Se trata de un problema muy común, especialmente en aquellas personas que se alimentan a partir de productos procesados y pobres desde una perspectiva nutricional. Cuando se produce el desplazamiento de los alimentos (de los sanos obviamente), lo que estamos haciendo es dejar a nuestro organismo sin su sustento necesario. De este modo, lo más probable es que estemos aportándole hidratos de carbono, proteínas y grasas. Pero no minerales, vitaminas, ácidos grasos saludables, antioxidantes, fitonutrientes y muchos otros tipos de nutrientes presentes en los alimentos sanos que nuestro cuerpo necesita para funcionar correctamente.

Entonces, ¿cómo comer bien?

Para comer bien, lo que tenemos que tener claro es que debemos ingerir alimentos saludables. Nuestra dieta debe basarse en alimentos sanos y nutricionalmente ricos para nuestro cuerpo. Debemos desconfiar de la ley de la compensación de los alimentos. Los alimentos buenos no compensan a los malos. Lo que sucede cuando tomamos alimentos insanos es, simplemente, que dejamos de tomar alimentos buenos para nuestro organismo.

De esta forma, la manera en la que debemos relacionarnos con los alimentos insanos es: cuanto menos mejor. No debemos considerarlos una parte de nuestra dieta. No se debe reservar un porcentaje de nuestra alimentación a este tipo de alimentos. Por el contrario, debemos tender a conseguir que toda nuestra dieta se base de alimentos frescos y naturales. Y, solo de vez en cuando, de manera muy eventual, consumir los alimentos insanos o procesados. Y, cuando lo hagamos, hacerlo entendiendo que lo que estamos consumiendo no debería ser considerado alimento como tal, sino más bien un "producto comestible" que tomamos de forma extraordinaria porque queremos, pero que realmente no forma parte de nuestra nutrición diaria.

Comer lo que tienes delante

Uno de los aspectos más importantes a la hora de llevar una dieta equilibrada pasa por dónde se realizan las comidas. A día de hoy, cada vez es más habitual que comamos fuera de casa y, de hecho, dedicaremos un capítulo expresamente a ello. Sin embargo, no podemos olvidar que, aunque cada vez comamos más fuera de casa, más del 50% de los alimentos que ingerimos lo hacemos dentro de nuestra propia casa. Además, esta cifra se dispara dependiendo del perfil de persona al que preguntemos, por lo que, lo que comemos en casa, sigue siendo (por suerte) uno de los elementos que hay que tener en cuenta a la hora de diseñar una dieta saludable.

La comida casera siempre ha sido considerada como una comida más saludable y más nutritiva en todos los sentidos que la comida rápida o la comida que tomamos fuera de casa. Esto se debe a varios motivos. Por un lado, no podemos olvidar el hecho de que, en casa, somos nosotros mismos quienes cocinamos, por lo que sabemos perfectamente qué le echamos a nuestra comida y qué no. Por otro, el hecho de tener un frigorífico donde guardar la comida que nos sobra ejerce una influencia muy importante en la manera en que realizamos la comida. Cuando comemos fuera tendemos a comer más de lo necesario por una sencilla razón: hay que acabarse lo que hay en el plato. Sin embargo, dentro de casa, aunque tendemos también a terminar el plato de comida que tenemos delante, si no tenemos más hambre, sencillamente, lo dejamos. Lo guardamos en la nevera y sabemos que lo podemos consumir más adelante.

De este modo, la comida casera se había convertido en un refugio de la alimentación frente a las propuestas de comida rápida y comida insana que podíamos encontrar de muros para fuera. Desgraciadamente, esta tendencia ya no es la moda habitual. Y las causas las podemos encontrar en diferentes elementos. Por un lado, la oferta de alimentos que tenemos en el supermercado cuando hacemos la compra es mucho mayor de lo que era antiguamente. Esto hace que ciertos alimentos, que antes estaban reservados a ocasiones especiales, hayan pasado a formar parte habitual de nuestra dieta casera. De hecho, en muchos casos, la comida de casa ya no es comida cocinada en casa, sino comida de fuera que se consume en casa. Por lo que el impacto que esta tiene en nuestra salud es igual de malo que cuando se toma en el exterior.

¿Qué comemos cuando estamos en casa?

La causa principal de que la comida basura, así como los alimentos procesados y ultraprocesados hayan pasado a formar parte habitual de la dieta diaria de muchos hogares la encontramos en varios elementos diferenciados. Sin embargo, por encima de todas las causas individuales y diferenciadas hay que hacer especial hincapié en una causa concreta: la comida insana que comemos en casa está ahí porque somos nosotros mismos quienes la llevamos.

Uno de los problemas que existen en relación a la comida insana es que somos los propios consumidores quienes la introducimos en nuestra cesta de la compra y la llevamos a nuestros hogares. Una vez que ha sucedido esto, el proceso por el cual terminamos comiendo esta comida puede variar. Se puede dilatar más o menos en el tiempo. Sin embargo, siempre, y de forma inexorable, terminaremos consumiendo estos productos insanos que hemos adquirido en el supermercado. Aquí es importante remarcar una de las grandes verdades que afectan a la alimentación, y que es uno de los elementos más importantes a la hora de fomentar la obesidad en los países del primer mundo: comemos lo que tenemos a mano.

Se puede decir más alto, pero no más claro. Comemos lo que tenemos delante, independientemente de si es sano o no. Esto se debe a que, cuando vamos a la nevera o a la despensa, lo hacemos porque ya hemos tomado la decisión de que vamos a comer, algo, lo que sea, pero vamos a comer.

Puede que sea realmente por hambre o, sencillamente, por aburrimiento (una causa mucho más común de lo que podría parecer en un principio). Sin embargo, como esa decisión ya la hemos tomado, es muy complicado que tomemos también otra decisión que incluya comer sano además de comer. Debido a esto, es en estos momentos cuando consumimos los alimentos insanos que hemos adquirido previamente en el supermercado y que, tal vez, habíamos comprado pensando en que los consumiremos en un momento especial o con un control mayor del que luego practicamos.

Comemos lo que tenemos delante. Por ello, la única forma de evitar que esto se convierta en una trampa para nuestra dieta, y para nuestra alimentación en su conjunto, pasa por el simple hecho de no tener alimentos insanos en casa. Es fundamental evitar almacenar en casa productos ultraprocesados como galletas, bollería o cereales azucarados. Del mismo modo que también es fundamental evitar tener bebidas alcohólicas (especialmente de graduación baja como puede ser el vino y la cerveza, ya que son más fáciles de consumir debido precisamente a su baja graduación). La única forma de evitar consumir estos alimentos es no tenerlos disponibles.

Existe la posibilidad de pensar que, en ocasiones, especialmente si vienen invitados a casa, necesitaremos tener disponibles este tipo de alimentos que a diario no deberíamos consumir. Sin embargo, lo correcto en este caso, será adquirirlos justo en el momento en el que se van a consumir. ¿Van a venir a cenar unos amigos a casa? Pues ve por la mañana al supermercado y compra lo que necesites. Pero no tengas este tipo de productos en casa "por si acaso". Ese por si acaso se termina convirtiendo en una tentación continua de alimentos insanos que acaban formando parte de nuestra alimentación diaria. Recuerda que comemos lo que tenemos delante, si no lo tienes delante no hay tentación y, en consecuencia, no hay posibilidad de consumir alimentos insanos de forma asidua.

¿Cómo hacer la compra para evitar tener malos alimentos en casa?

Como es natural, para evitar tener en casa aquellos alimentos que no debes y que no aportan nada a tu alimentación, es necesario empezar por no comprarlos. Y aquí es fundamental la manera y el momento en el que hacemos la compra. Existen dos hábitos fundamentales que deberemos practicar como trucos si queremos evitar que la tentación nos espere en la despensa o dentro de la nevera. Para ello, lo que deberemos hacer es condicionar nuestra compra a dos aspectos importantes.

El primero de los dos es hacer la compra con una lista previamente elaborada. ¿Por qué debes hacer la lista de la compra antes de ir al supermercado? Porque la preparas respondiendo realmente a los productos alimenticios que necesitas. Existe una gran diferencia entre ir al supermercado a comprar lo que necesitas a hacerlo para comprar "algo", o con la idea de ir "a ver qué hay". Cuando elaboramos una lista de la compra, estamos organizando la compra de los alimentos de manera racional y asumiendo el control de la situación. Cuando vamos al supermercado sin una lista de la compra, somos un blanco fácil de ofertas y técnicas de marketing que nos harán comprar productos que no necesitamos, que ni siquiera queremos, y que, desde luego, no son nada saludables para nuestro cuerpo.

El segundo truco que debemos tener en cuenta es otro que nos va a ayudar a cumplir con el propósito de ceñirnos a la lista de la compra. Es, sencillamente, no comprar con hambre. O, dicho de otro modo, come abundantemente antes de hacer la compra. Podemos elaborar una lista de la compra que nos permita dirigir nuestra decisión de compra a los productos sanos y que realmente necesitamos. Pero, si vamos al supermercado con hambre, es casi seguro que terminaremos saltándonos la lista de la compra que con tanto esfuerzo hemos elaborado. De este modo, para evitar tentaciones, antes de ir al supermercado, desayuna, come o tómate un aperitivo. Lo que sea necesario para saciar el hambre. Es la mejor forma de mantenerte firme en el propósito de ajustar tu compra a la lista elaborada y que te va a permitir evitar tener alimentos insanos en casa. Además, si quieres evitar la típica situación de que se te olvide la lista de la compra en casa, apúntala en un objeto que sabes de sobra que no se te olvidará. Por ejemplo, en el teléfono móvil.

El truco del frutero

Continuando con la idea de que comemos lo que tenemos delante, otro de los trucos que deberíamos incorporar a nuestros hábitos diarios es el del frutero. El truco del frutero es uno de los más sencillos y efectivos que podemos llevar a cabo. Consiste simplemente en colocar un frutero en un lugar visible y de fácil acceso en la cocina, si puede ser cerca de la nevera mejor. Naturalmente, el frutero deberá estar lleno de fruta, no de otro tipo de alimentos.

La fruta es uno de los alimentos más sanos que podemos consumir. Tiene un alto contenido en agua, vitaminas, minerales y micronutrientes en general. Además, aporta energía a nuestro cuerpo en forma de azúcares saludables, que, al consumir con la fibra natural de este alimento, no suponen un problema desde el punto de vista del impacto que pudiera tener en el páncreas o incluso en el sobrepeso.

Hay personas que enseguida se escandalizan cuando se recomienda un consumo elevado de fruta porque "engorda". No nos confundamos, ninguna persona con sobrepeso sufre esta enfermedad por un exceso de fruta. Son los productos ultraprocesados, elaborados a partir de harinas y azúcares refinados, los que están creando la epidemia de obesidad en los países del primer mundo. De hecho, se puede decir sin ningún tipo de reparo que, cuanta más fruta consumamos mejor. Mientras que el consumo de fruta se lleve a cabo con el resto de alimentos necesarios (aquellos que nos aportan los macronutrientes como las proteínas, los carbohidratos y las grasas saludables), toda la fruta que tomemos será positiva para nuestro organismo.

Por ello, el truco de colocar un frutero a la vista es una de las mejores decisiones que podemos tomar en lo que a salud y alimentación se refiere. Tener el frutero a mano va a hacer que "picoteemos" alimentos saludables. Cuando vayas a la cocina porque tengas hambre (o aburrimiento) toma una fruta del frutero de la encimera. Se trata de la forma más sencilla y sana de transformar un hábito como el picoteo en un acto sano y beneficioso para tu salud.

Aprender a leer las etiquetas

Uno de los factores que más puede ayudar a mejorar la calidad de la alimentación en una dieta es entender la importancia que llegan a tener las etiquetas. Con excepción de los productos frescos y naturales, todos los productos que vienen presentados en un envase tienen la obligación de aportar cierta información al consumidor. Respecto al tipo de información que vamos a encontrar, es importante mencionar que existen muchas matizaciones posibles. Esto se debe tanto a la legislación presente en cada país, como a la legislación particular de cada producto, además de la información que, de forma interesada, el fabricante introduce en el envoltorio para que el consumidor se sienta atraído por ella.

No obstante, existe cierta información que vamos a encontrar casi de forma general en este tipo de productos. De este modo, es bueno saber qué dicen y qué significan realmente. No debemos obviar que, un producto envasado, aunque por ley deba informar al consumidor de los ingredientes y los efectos que tiene en la salud de la persona que lo toma, en última instancia, está diseñado para ser un producto vendible. Esto significa que, si un producto tiene un ingrediente poco recomendable para nuestra salud (como pueda ser el azúcar refinado o el aceite de palma), vamos a encontrarnos con un envase en el que, en algún lado, aparecerá esta composición. Sin embargo, también vamos a encontrarnos con una gran cantidad de otra información cuyo objetivo principal será que nos distraigamos de la información realmente relevante. De esta forma, al final podemos tener la sensación de estar consumiendo un producto saludable cuando, en realidad, no es así.

¿Qué tipos de etiquetados vamos a encontrar?

Cuando hablamos de etiquetados nos estamos refiriendo sobre todo a las cajas (o paneles informativos) presentes en el envase. En el envase vamos a encontrar muchos tipos de etiquetados. Pero, además, también encontraremos multitud de imágenes y textos generales que aportan poca o ninguna información al consumidor. En este sentido, si pensamos por ejemplo en una crema de cacao, lo más probable es que en el frontal del envase aparezcan unos niños tomando una rebanada de pan que tenga untado el producto de la crema de cacao en cuestión. Naturalmente, estos niños aparecerán sonriendo, dando a entender al consumidor lo felices que son por tener la "suerte" de poder tomar este producto. Así mismo, continuando con el ejemplo de la crema de cacao, es muy probable que en la parte superior del envase figure el nombre de la marca, que generalmente será un nombre que venga asociado al producto que se supone que estamos comprando. En el caso de una crema de cacao, es posible que sea un nombre asociado a las palabras "cacao" o "chocolate". Lo interesante de esto es que, este nombre, que nos hace pensar en un producto que, en origen, es sano y recomendado para la salud (el fruto de la planta de cacao), lo más probable es que no guarde ningún tipo de relación con el producto final que estamos comprando. O, si lo hace, desde luego no será en la proporción que el consumidor va a entender cuando vea el producto a primera vista.

Todos estos elementos, que aparecen en la mayoría de los envases de los productos alimenticios, aunque pueden ser atractivos, en realidad, no aportan nada. El consumidor no obtiene demasiada información (de hecho, lo más probable es que le distraigan). Sin embargo, en la mayoría de los casos, se tratará de la información más común con la que se vaya a quedar la persona que compra estos productos.

Por el contrario, existen otros tipos de información que sí que van a aportarnos la "información real", la interesante. Es decir, la que nos va a ayudar a saber realmente qué es lo que estamos comiendo. Esta información sí que es lo que podemos considerar verdaderamente como etiquetado, y no tiene nada que ver con la imagen que se añade a los envases con el fin de distraer la atención del consumidor.

Estos etiquetados son los que pueden tomar tantas formas como legislaciones y productos hay en un supermercado. Por ello, muchas veces resulta complicado analizarlos y distinguirlos entre sí. No obstante, se pueden clasificar en cuatro tipos principales.

La primera de ellas, y probablemente la más importante de todas, es el etiquetado de los ingredientes. Este etiquetado es el que nos va a aportar la información más precisa y real sobre los orígenes y la elaboración del producto. Se trata sin duda del etiquetado que deberíamos leer en cuanto tomásemos un producto envasado del estante del supermercado, y es el que realmente nos va a poder dar una idea de si se trata de un producto sano o no.

El segundo de los etiquetados es el relativo a las calorías y las cantidades de nutrientes. Este etiquetado está destinado a informar al consumidor sobre el tipo de nutrientes que tiene un producto, así como la parte de la cantidad diaria recomendada que representaría en una dieta estándar. Este etiquetado es interesante desde una perspectiva de adelgazamiento, ya que es la forma más sencilla de incorporar productos alimenticios a una dieta hipocalórica. Sin embargo, no aporta demasiada información relativa al tipo de efecto que tiene en la salud.

Es decir, este tipo de etiquetado va a informar, por ejemplo, del número de calorías que tiene un producto en particular. Sin embargo, no va a distinguir si se trata de calorías procedentes de productos saludables (por ejemplo, el azúcar presente en la fruta) o procedentes de productos procesados insanos (por ejemplo, el azúcar de caña refinado). De este modo, se trata de un etiquetado que puede ser útil en las dietas de adelgazamiento, pero que terminan cojeando en lo que se refiere a la ingesta completa de alimentos saludables. Es cierto que, cada vez con más frecuencia, este tipo de etiquetado está siendo mejorado y completado con tablas más concretas y que especifican mejor el origen de cada uno de los nutrientes presentes en el alimento. Sin embargo, esto también depende en gran medida del país en el que nos encontremos y del tamaño del envase, así como del propio interés del fabricante. Por ello, puede decirse que todavía queda mucho por hacer al respecto.

En tercer lugar, también podemos encontrar un tipo de etiquetado que no aporta una información tan concreta como los etiquetados anteriores, pero que, a pesar de ello, está diseñado para favorecer la salud. Se trata de los "etiquetados semáforos", y están conformados por una amalgama amplísima de modelos y sistemas.

Estos etiquetados están diseñados para simplificar la lectura del etiquetado a aquellas personas que no tienen conocimientos de dietética y nutrición. Están diseñados en forma de "semáforo", puesto que suelen presentarse en forma de tabla con varias opciones que irán de bueno a malo pasando por varias escalas de regular. En otras ocasiones, pueden aparecer como un verdadero "semáforo" sustituyendo el bueno, el malo y el regular por los colores verde, rojo y amarillo característicos de los semáforos de circulación, y que da nombre a este tipo de etiquetado.

El problema de este sistema de etiquetado es que, aunque están diseñados y pensados para simplificar la lectura del etiquetado, el resultado final es que simplifican en exceso, y el consumidor termina confundiendo los alimentos que son "menos malos" con los "buenos". Al igual que sucedía con el etiquetado anterior, en los últimos tiempos ha ido mejorando su diseño y su presentación. A pesar de ello, todavía queda mucho trabajo por hacer para que sean realmente efectivos.

Por último, también podemos encontrar un cuarto tipo de etiquetado que suele ser llamado "etiquetado trampa". Este tipo de etiquetado es el que añaden los propios fabricantes a sus productos con el objetivo de distraer la atención del comprador y que termine realizando una compra que, en muchos casos, no se corresponde con lo que realmente piensa. Se trata de etiquetado complementario, que nunca sustituye a los anteriores. Pero que se presenta como acompañamiento de los otros con el objetivo de poner espacial hincapié en alguno de los puntos de interés del producto en cuestión, generalmente en uno de los ingredientes.

Este tipo de etiquetado se entiende mucho mejor poniendo un ejemplo. Pensemos en el ejemplo de la crema de cacao que hemos mencionado anteriormente. Uno de estos etiquetados trampa podría figurar en la parte delantera del producto atrayendo la atención del comprador con un texto que diga algo como "con almendras", o "con hierro, fósforo y zinc". Las almendras son un alimento saludable, y los minerales mencionados forman parte de los nutrientes básicos en cualquier dieta saludable. De este modo, el fabricante nos está diciendo que, tomando su producto, tendremos los beneficios de estos alimentos y nutrientes.

Sin embargo, al tratarse de una generalidad, se puede caer en la desinformación. ¿Qué significa esto? Puede que la crema de cacao lleve efectivamente estos nutrientes mencionados. Sin embargo, ¿solo lleva eso? Evidentemente, no. El fabricante ha puesto la atención en estos productos que se saben como saludables. Sin embargo, ha "olvidado" mencionar también que, además de las almendras y los minerales, también es un producto con un contenido mucho más elevado en ingredientes como azúcar refinado, o aceite de palma, por ejemplo. ¿Por qué? Porque si un producto llevase en su frontal un texto que pusiera "con aceite de palma", "fabricado exclusivamente con azúcar blanco refinado", o "alto contenido en harinas refinadas", nadie lo compraría.

Por esto, aunque se trate de etiquetados reales que no están mintiendo, sí que están generando desinformación hacia el consumidor. Es por esto por lo que se denominan como "etiquetados trampa", ya que su objetivo es enganchar al consumir para que caiga en la trampa de comprarlos, aunque no se corresponda con lo que el comprador realmente está buscando.

¿Por qué los ingredientes son la parte más importante de comprender de un etiquetado?

De todos los etiquetados que hemos mencionado, el más importante y en el que deberíamos centrar la mayor parte de nuestra atención es el primero. Es decir, el de los ingredientes. Este etiquetado es el que nos va a aportar más información sobre qué ingredientes componen un producto y, además, en qué cantidad están presentes en dicho producto.

En este caso, también nos encontramos con variantes según los países y las legislaciones correspondientes en cada caso. No obstante, por lo general, se trata de un etiquetado que está más estandarizado que los demás, por lo que suele ser más sencillo establecer ciertos trucos generales o consejos que nos ayuden a comprender qué es realmente lo que estamos tomando.

Lo primero que tenemos que tener en cuenta a la hora de leer los ingredientes es que el orden de aparición no es aleatorio. Se trata de un orden en el que los ingredientes están ordenados de mayor cantidad a menor.

Es decir, si en un producto el primer ingrediente que aparece es, por ejemplo, agua, significa que es el ingrediente que más cantidad aporta al producto. A continuación, aparecerán el resto de ingredientes, presentados de más a menos cantidad. Esto significa que no es lo mismo que un ingrediente aparezca al principio que al final de un producto. Si tomamos como ejemplo otra vez la crema de cacao, no será lo mismo que el azúcar aparezca como el primero o segundo de los ingredientes, a que en los últimos lugares (cosa que rara vez pasa). Así mismo, no será lo mismo si, por ejemplo, las almendras, aparecen en el último lugar o en uno de los primeros. En todos los casos, estaremos ante un producto que llevará almendras. Sin embargo, no será lo mismo si se trata de un producto que tiene un 50% de almendras o uno que solo tiene un 0,01%. En todos los casos, no será mentira decir "con almendras". Pero es una verdad que llama al engaño, porque el consumidor entiende otra cosa con ese mensaje.

En segundo lugar, otro de los consejos que tenemos que aplicar en la lectura del etiquetado de los ingredientes es conocer los propios ingredientes. Este es el elemento más complicado de todos, ya que requiere de una reacción por parte del consumidor. Todo el mundo sabe interpretar qué es el "azúcar" o el "aceite de palma". Sin embargo, cuando los nombres que aparecen son más complejos, lo más común es que la vista directamente salte al siguiente, obviando el nombre desconocido como si no formase parte del producto procesado.

En estos casos, lo que hay que hacer es acudir a una fuente fiable y, sencillamente, informarse del ingrediente en particular. Se trata de una tarea lenta, tediosa, y que lleva bastante tiempo hasta que, como consumidor, te hayas familiarizado con, si no todos, muchos de los ingredientes "raros" presentes en los productos. Pero, a pesar de ello, se trata de la única forma de ser verdaderamente capaz de leer correctamente un etiquetado.

En tercer lugar, también hay que saber que, incluso en este etiquetado, vamos a encontrar "trampas". Desgraciadamente, los fabricantes tienen cierto margen de movimiento también con este etiquetado, y muchas veces lo usan para aprovecharse de la buena fe del consumidor. Se entiende mejor con un ejemplo. En este caso, se trata de sustituir un ingrediente por uno que, en principio, suena mejor. Pensemos en un producto en cuyo etiquetado aparezca "aceite vegetal". ¿Se trata de un ingrediente bueno o malo? La respuesta es, sencillamente, depende. Porque depende del tipo de "aceite vegetal" al que se esté refiriendo el fabricante. Tanto el aceite de oliva como el aceite de palma son aceites vegetales. Sin embargo, uno es beneficioso para la salud y el otro no. ¿Qué hacer en estos casos? Desconfiar. Si un fabricante se ha gastado el dinero en comprar aceite de oliva para la elaboración de un producto alimenticio, puedes estar casi seguro de que lo va a poner en el etiquetado. Por el contrario, si el fabricante usa una terminología ambigua, lo más probable es que quiera ocultar algo.

Por otro lado, y aunque no sea un elemento directamente relacionado con la lectura del etiquetado, debemos pensar siempre una cosa. El etiquetado de un producto está presente en alimentos procesados o ultraprocesados. Por ello, salvo excepciones concretas (por ejemplo, el aceite de oliva, harinas integrales, legumbres cocidas, etc.), siempre tenemos que pensar que la base de una dieta saludable deberá estar basada en productos que no cuenten con etiquetado.

Esto no significa que no podamos consumir este tipo de productos y, de hecho, cuando toque hacerlo, lo mejor será estar preparados y saber leer el etiquetado para escoger la opción más saludable entre todas las disponibles. No obstante, habrá que hacerlo siempre tomando como referencia que los productos naturales y frescos deberán ser la base de la alimentación y no al revés.

El truco de la agenda

Una de las dificultades más habituales a la hora de llevar una dieta saludable surge de que, en muchos casos, las personas no son ni siquiera conscientes de lo que comen. Cuando comen, lo hacen de manera impulsiva o automática. Esto es el resultado de un proceso de malos hábitos que se ha dilatado en el tiempo durante períodos muy largos. La mayoría de las veces, incluso años. Sin embargo, esto no se debe únicamente a los malos hábitos mantenidos a lo largo del tiempo, sino también a actitudes que conllevan la inconsciencia en los propios hábitos dietéticos.

Uno de los perfiles más habituales en las consultas de los nutricionistas es la persona que tiene conocimientos de alimentación y que se preocupa por su nutrición pero que, cuando le preguntan qué ha comido a lo largo de la semana, es incapaz de concretar platos o alimentos concretos. Naturalmente, este perfil de persona podrá recordar uno o dos platos principales. A lo mejor también es capaz de recordar alguna comida realizada fuera de casa. Si tiene costumbre de desayunar con café o té será capaz de matizar este tipo de detalles. Sin embargo, cuando se trate de concretar información como cuántas piezas de fruta toma al día, o cuántas veces a la semana consume legumbres, es incapaz de dar una cifra concreta.

Así mismo, también suele ser común que no sea capaz de dar una cifra exacta de las veces que ha comido fuera de casa (especialmente en el caso de personas que trabajan fuera del ámbito doméstico), y mucho menos qué alimentos han consumido en estos casos.

Esto tiene una explicación muy sencilla. En términos generales somos capaces de distinguir la mayoría de los alimentos sanos de los que no lo son, y sabemos que nuestra dieta debe estar centrada en este tipo de alimentos y no en otros. Sin embargo, a la hora de recordar, tendemos a ser demasiado optimistas con nosotros mismos. Tendemos a considerar que comemos mejor de lo que realmente lo hacemos, que consumimos alcohol solo de forma esporádica, que nuestra dieta es abundante en fruta y verduras, y que el consumo que hacemos de productos ultraprocesados es únicamente eventual. Los datos afirman que la realidad es bien distinta.

¿Cómo recordar todo lo que comes?

Naturalmente, si pudiéramos recordar todo lo que comemos y consumimos a lo largo del día, tendríamos una visión mucho más amplia y, sobre todo, acertada del tipo de dieta que realizamos. Sin embargo, salvo en el caso de personas que cuenten con una memoria privilegiada, la mayoría de la gente es absolutamente incapaz de recordarlo todo.

Uno de los trucos que mejor funcionan a la hora de contabilizar nuestros alimentos consiste, sencillamente, en apuntar absolutamente todo lo que comemos. Es lo que se conoce como el "truco de la agenda". Este sistema consiste en llevar un registro de todo lo que comemos y bebemos a lo largo de un día, lo que permite hacer un análisis real y detallado del tipo de dieta que practicamos realmente.

Hay que decir que el truco de la agenda no está pensado, necesariamente, para perder calorías. El objetivo de este truco no es tanto el perder peso mediante una dieta hipocalórica como el de ser consciente de los alimentos que ingerimos a lo largo del día. Esto nos permite tomar conciencia real del tipo de comidas y las cantidades que consumimos, y, la mayoría de las veces, sirve para confirmar que, muchos de nosotros, no comemos tan bien como nos creemos.

¿Cómo practicar el truco de la agenda?

El truco de la agenda nos va a permitir dos cosas. En primer lugar, ser conscientes realmente de lo que comemos y, en segundo lugar, adoptar los hábitos dietéticos más saludables partiendo de una visión global de dichos hábitos dietéticos.

La forma de llevar a la práctica el truco de la agenda es sencillo. Cada vez que tomemos un alimento o bebida (hay quienes incluyen el agua y otros que lo excluyen) deberemos apuntar en el apartado correspondiente al día en el que nos encontremos el alimento que hayamos tomado. Cuando tomemos otro alimento, lo añadiremos a continuación. De este modo, al final del día, obtendremos una lista de todos los alimentos consumidos a lo largo de la jornada, lo que nos dará una visión global de la dieta practicada ese día.

Una de las ventajas que tiene practicar el truco de la agenda en dietética es que, cada vez que apuntemos un nuevo alimento que hayamos consumido, veremos todos los consumidos a lo largo del día. De este modo, no infravaloraremos las decisiones alimenticias tomadas. En otras palabras, seremos realmente conscientes de cosas como el número de piezas de fruta que hemos tomado, el número de alimentos procesados o ultraprocesados, o el número y veces que hemos consumido bebidas alcohólicas o refrescos azucarados. Esta información nos permitirá controlar la comida mejor que si simplemente intentamos recordar lo que hemos tomado a lo largo del día.

Así mismo, otro de los factores que tenemos que tener en cuenta es el gran fallo del truco de la agenda: ¿dónde apuntar lo que comemos? Lo más habitual sería hacerlo en una agenda (de donde procede el nombre) con cada uno de los días numerados en el calendario. Sin embargo, el hecho de tener que ir a todas partes con una agenda física puede resultar molesto y, al final, es muy habitual que termine practicándose solo unos días y, al final, se trate de un hábito que se deje. Por ello, es importante encontrar soluciones que, además de efectivas, sean fáciles de practicar, ya que de lo contrario no servirán de nada.

En este sentido, una de las soluciones más habituales y que mejores resultados están consiguiendo en aquellas personas que practican el truco de la agenda para llevar un registro de los alimentos ingeridos y que les permita redirigir su dieta a opciones más saludables es usar el teléfono móvil.

Hoy en día, el teléfono móvil se ha convertido en un accesorio indispensable para cualquier persona. Va con nosotros a todas partes e, incluso, nos sentimos extraños si no estamos acompañados de él. Se trata, en definitiva, de una herramienta que va a estar disponible en todo momento, de forma mucho más cómoda que una agenda física destinada únicamente a anotar los alimentos consumidos.

En este aspecto, existen diferentes aplicaciones y herramientas que podemos instalar en nuestro teléfono y que servirán para contabilizar el tipo de alimentos que tomamos. Por lo general, este tipo de aplicaciones están diseñadas para el conteo de las calorías. No hay que olvidar que el truco de la agenda no está pensado necesariamente para llevar un registro de las calorías, sino de las cantidades y tipologías de alimentos consumidos.

Este tipo de aplicaciones nos pueden servir para llevar a cabo a la perfección el truco de la agenda ignorando la parte que realiza el registro de las calorías. Si bien es cierto que también podemos controlar las calorías, no es lo más recomendable. El problema de un conteo de las calorías es que tiene sentido en el caso de estar realizando una dieta de adelgazamiento o pérdida de peso. Sin embargo, en el caso de una dieta normal, cuyo principal objetivo sea una alimentación meramente saludable, las calorías quedan en un segundo plano. No obstante, no debemos olvidar que, en última instancia, se trata de una herramienta. Por ello, lo más recomendable será que la adaptemos de la mejor forma posible a nuestras propias necesidades y capacidades. De esta forma, obtendremos los mejores resultados posibles.

Animales de costumbres

Uno de los factores que tenemos que tener en cuenta a la hora de hablar de alimentación, y especialmente de dietas, son las costumbres y los horarios. El ser humano es un animal de costumbres. Esto se puede apreciar en todas las esferas de su vida y, la alimentación, no iba a ser una excepción.

Una de las recomendaciones que más se ha venido repitiendo durante muchos años por parte de médicos y especialistas es que es mejor comer cinco veces al día en lugar de tres. Esta afirmación se empezó a aconsejar después de que se comprobase que, si introducíamos piezas de fruta entre comida y comida, era mucho más probable que las personas que no conseguían consumir las cinco piezas de fruta recomendadas al día consiguieran alcanzar este objetivo.

Sin embargo, a pesar de que fueron muchas las personas que enseguida adoptaron esta forma de comer, los supuestos resultados positivos no se apreciaron en las estadísticas ni tampoco en una mejoría general de la salud y la alimentación de la población en general.

¿Qué fallaba? ¿Por qué en los laboratorios parecía una recomendación acertada y luego en la práctica no se obtenían los resultados esperados? Según los investigadores, se pueden achacar varios elementos diferentes a estos resultados. No obstante, en resumidas cuentas, la mayoría de las personas adoptaron con suma facilidad la recomendación de comer entre horas. Pero no el hecho de que estos tentempiés debían ser a base de fruta o alimentos naturales. En su lugar, se consiguió fomentar que las empresas de barritas energéticas, así como los fabricantes de galletas y otros productos procesados (y muy fáciles de transportar a lugares como la oficina u otros ambientes de trabajo) disparasen sus ventas sin que la salud de la población que practicaba las cinco comidas al día mejorase en absoluto.

Esto nos demuestra que no sirve de nada buscar "atajos" en lo que a la salud y la nutrición se refiere. La idea de comer muchas veces al día en pocas cantidades se ha demostrado tan eficiente o ineficiente como sea el compromiso de la persona con su propia salud. Por ello, cada vez son más los nutricionistas y dietistas que ponen más énfasis en qué comer en lugar de cuándo hacerlo.

Con todo y con esto, se acepta la premisa de que, unos horarios en lo que a la comida se refiere, facilitan la posibilidad de tener éxito en las dietas y a la hora de llevar una alimentación equilibrada.

Horarios definidos frente a las muchas comidas

Como hemos comentado, aunque la idea de comer muchas veces al día en pequeñas cantidades parecía ser una buena propuesta en un principio, cada vez son más las voces críticas al respecto debido al enorme desequilibrio que conlleva, así como a la mala praxis que realizan la mayoría de las personas que adoptan este estilo de comidas. En su lugar, la propuesta de definir una serie de horarios para cada una de las comidas va ganando fuerza y, si bien es cierto que puede parecer anticuado, la realidad es que se ha demostrado mucho más eficaz a la hora de conseguir un equilibrio en la nutrición que otras propuesta más "flexibles".

Una dieta basada en establecer horarios en las comidas se define por concretar las horas del día en las que se va a hacer el desayuno, la comida y la cena. Si se quiere, también se puede incluir un aperitivo a media mañana, así como una merienda entre la comida y la cena. En este sentido, puede parecer similar a la propuesta de comer muchas veces al día. Sin embargo, la fuerza de esta propuesta no radica en el número de las comidas, sino en que siempre se hagan a una misma hora.

Hambre programado

Establecer unos horarios de comida permite predecir cuándo vamos a tener hambre y cuándo no. Por increíble que parezca, la mayoría de las personas, al menos en los países más desarrollados, comemos sin hambre. De hecho, detrás de la mayoría de las comidas, existen factores como la inercia, la gula, o el mero aburrimiento, que juegan un papel mental más importante a la hora de tomar la decisión de comer que el propio hambre. De este modo, terminamos ingiriendo mayor número de calorías de las necesarias, además de hacerlo a partir de alimentos nada recomendables para nuestra salud.

Sin embargo, estableciendo unos horarios para las comidas, suprimimos la posibilidad de comer por aburrimiento, por gula o por simple inercia. Si, por ejemplo, sabemos que tenemos que comer a la una del mediodía, aunque tengamos hambre a las doce, pospondremos la decisión de comer una hora más. De este modo, los primeros días sentiremos cierta frustración al no poder comer cuando lo hubiéramos hecho de forma automática. A pesar de ello, pasados unos días, puede que solo una semana, notaremos algo que no deja de ser sorprendente. Nuestro propio cuerpo tenderá a alinearse con los horarios de comida preestablecidos. Es decir, el hambre se empezará a sentir a la una (si es esa la hora de la comida que hemos repetido día tras día), y lo mismo sucederá con el resto de las comidas del día. Esto es lo que se denomina como "hambre programado", y consiste en educar a nuestro cuerpo para que sienta la necesidad de comer siempre a la misma hora.

Cuando aplicamos el hambre programado de forma efectiva vamos a notar una serie de cambios en nuestros ritmos alimenticios. En primer lugar, se va a experimentar el alineamiento ya mencionado de la sensación de hambre con los horarios que hemos establecido para las comidas. Esto nos llevará al segundo cambio, que consiste, simplemente, en un mayor y mejor autocontrol de nuestras comidas y de las ganas de comer. Al saber que tenemos que comer a ciertas horas y no a otras, conseguimos implementar una serie de ritmos biológicos tanto físicos como mentales. Es decir, nuestro cerebro se adapta a comer a las horas preestablecidas y, con él, todos los demás aspectos fisiológicos se alinean, consiguiendo un mejor control sobre nuestras ganas de comer y sobre la sensación de hambre. Finalmente, esto va a conseguir establecer un tercer cambio, que es el objetivo final de este tipo de orden en la alimentación, facilitar una alimentación sana y consciente. Al tener control sobre nuestros horarios de comida, evitamos "comer por inercia". Quedan fuera de toda posibilidad las comidas vacías y los picoteos inútiles. En lugar de ello, se pasa a ser dueño del acto de comer, siendo consciente de qué comemos y del porqué.

Naturalmente, establecer una rutina de comidas que facilite el hambre programado tiene sentido si, cuando llega el momento de cada comida, escogemos los alimentos adecuados. No sirve de nada evitar comer entre horas de manera inconsciente si luego nos alimentamos a partir de bollería industrial y refrescos azucarados, por ejemplo. No obstante, estos elementos ya los hemos mencionado en otros capítulos, y además se tratarán en capítulos sucesivos a este, por lo que no es necesario repetirlo.

¿Cómo establecer los horarios de las comidas?

Llegados a este punto, la pregunta más común es cuáles deberían ser los horarios de las comidas. Sin embargo, aquí es necesario dar una respuesta abierta. Sencillamente, los horarios adecuados serán aquellos que respondan de forma adecuada a cada persona. Es decir, no se puede establecer que unos horarios de comidas sean buenos o malos en sí mismos, sino que lo serán dependiendo de cada una de las personas a las que se apliquen.

Por lo general, hay que tener en cuenta que la mayoría de las personas realizarán al menos tres comidas (desayuno, comida y cena). A estas tres comidas se podrán añadir comidas menores entremedias. Sin embargo, la elección tanto del número de las comidas, así como de las horas concretas de cada una de ellas, dependerá únicamente de cada persona en particular.

En este sentido, juegan un papel fundamental elementos como la vida profesional y la vida familiar, que determinan los horarios más rígidos en la vida diaria y que permiten menos flexibilidad a la hora de adaptarlos. De esta forma, un buen punto de partida a la hora de establecer las horas fijas de las comidas pasa por adaptarse a estos horarios previos, de tal forma que todas las comidas vayan a poder llevarse a cabo sin entrar en conflicto con el resto de actividades del día a día.

Es importante recordar que, el objetivo final de establecer unos horarios fijos en las comidas es favorecer el hambre programado. Por ello, es muy importante que se lleven a cabo siempre a la misma hora todos los días, al menos la mayoría de las veces. Naturalmente, siempre puede haber casos eventuales en los que no se pueda. Sin embargo, estos casos deberán ser casos puntuales, debido a circunstancias especiales y, cuando dichas circunstancias hayan pasado, se deberá retomar el horario fijado de las comidas para mantener el ritmo y las ganas de comer, lo que garantizará que las comidas que se hagan sean comidas realmente conscientes.

Educar el paladar

¿Cuántas veces has escuchado que los alimentos de hoy en día no saben a nada? Esto es todavía más común cuando se trata de frutas y verduras. Por lo general, la mayoría de las personas asocia este problema a la forma de producir estos alimentos, que muchas veces tienen su origen en invernaderos o criaderos donde los procesos de producción de alimentos (incluidos los naturales) se lleva a cabo de forma controlada y especialmente eficiente. Cuando estos alimentos llegan a nuestro plato, es habitual escuchar frases que rememoran los buenos sabores de "la comida de verdad", esa que se tomaba de pequeños en el pueblo o de la huerta de un familiar o amigo. Esto se vuelve especialmente común cuando se trata de personas mayores. ¿Qué hay de cierto en ello?

Pues en realidad, se tratan de frases que tienen su parte de verdad, aunque no tanta como nos podamos creer. De hecho, salvo algunas excepciones, podemos darnos cuenta de que los sabores siguen siendo en muchos casos insuficientes incluso al consumir alimentos de origen ecológico. Este tipo de alimentos se caracterizan por estar desarrollados siguiendo los procesos tradicionales, tanto en el caso de los productos vegetales como en el caso de los productos de origen animal. Los productos ecológicos no utilizan pesticidas, ni abonos artificiales, ni antibióticos sintéticos o cualquier otro producto químico sintético que sí que se usan en la elaboración de los productos alimentarios naturales no ecológicos. En consecuencia, estos alimentos deberían saber igual de buenos al paladar que aquellos que se recuerdan de décadas atrás. Sin embargo, aunque es cierto que muchos de los productos ecológicos y artesanales que podemos tomar tienen un sabor considerablemente mejor que el de los producidos por otros medios, la mayoría de las veces no llegan a tener ese sabor intenso que se recuerda. Esto no tiene ningún sentido, en principio. Ya que, si se trata de productos ecológicos que han sido elaborados de la misma forma que se hacía antaño, ¿cómo es posible que no sepan igual?

El problema no está en el producto, sino en el paladar

Si el producto que estamos consumiendo es natural y ecológico, debería saber igual que aquellos productos que se recuerdan de la época en la que los alimentos no estaban saturados de procesos químicos sintéticos. Sin embargo, llegados a este punto, hay que tener en cuenta un factor decisivo, que es que el sabor de los alimentos no depende solo de los propios alimentos, sino también de la boca del que los come.

Efectivamente, los alimentos ecológicos y artesanales actuales están igual de buenos que los que se recuerdan de hace décadas. De hecho, siendo justos, muchos de los alimentos que no son estrictamente ecológicos, desde frutas y verduras, pasando por pescados o carnes, están igual de sabrosas aunque en su elaboración se hayan podido usar productos químicos. Mientras estos productos químicos sean seguros para la salud humana, y siempre y cuando se limpien correctamente antes de consumirse, no deberían afectar al sabor de un alimento de forma decisiva.

Naturalmente, hay productos mejores que otros. Si tomamos el ejemplo de un tomate que ha crecido de forma natural al sol y otro tomate que ha crecido de forma artificial y forzado en un invernadero, es evidente que el primero tendrá más sabor que el segundo, aunque, nutricionalmente, ambos sean saludables y beneficiosos para la salud. El problema real de los sabores de los alimentos naturales no está en los propios alimentos naturales que consumimos, sino en los alimentos ultraprocesados que tomamos.

Al consumir alimentos ultraprocesados, la mayoría de ellos, incluyen elevadas cantidades de azúcar y sal, además de potenciadores del sabor artificiales. Uno de los más conocidos y usados en alimentación es el glutamato monosódico, una sustancia que no tiene ningún beneficio para nuestra salud y que, mientras se consuma en cantidades normales, no debería afectarnos de forma negativa. Sin embargo, cuando estas sustancias se incluyen en los alimentos, tienen un efecto potenciador del sabor que hacen que, en boca, sepan especialmente sabrosos.

Se pueden aplicar a prácticamente cualquier alimento, salados o dulces, sanos o insanos. No obstante, además de hacer que los alimentos que consumamos nos parezcan deliciosos, tienen otro efecto muy importante en nuestra boca: estimulan en exceso nuestras papilas gustativas.

Es decir, al tomar un exceso de azúcar, sal y potenciadores artificiales, terminamos convirtiendo a nuestro paladar en un adicto a estas sustancias. Las papilas gustativas de nuestra lengua se terminan acostumbrando a una estimulación que, aunque esté deliciosa, es completamente artificial, ya que procede de la saturación de los alimentos ultraprocesados a partir de estas sustancias.

¿Cuál es la consecuencia más directa? Que cuando tomamos otros alimentos que no están saturados de azúcar, sal y potenciadores del sabor nuestras papilas gustativas no reaccionan. Permanecen impasibles a estos alimentos ya que, acostumbrados a dosis muy elevadas de estos estimulantes, la cantidad de azúcar o sal presentes en los alimentos naturales no consiguen hacer que sintamos que estos alimentos están tan deliciosos como lo están los otros que llevamos tomando durante largo tiempo y que han conseguido hacer de nuestras papilas gustativas unas drogadictas a estas sustancias.

Educar el paladar con sabores reales

¿Cómo podemos luchar contra este efecto secundario de los sabores potenciados de forma artificial y volver a disfrutar de los sabores reales de los alimentos? La única forma que se conoce actualmente es hacer que las papilas gustativas se desacostumbren a estos sabores saturados. Es decir, que si queremos volver a disfrutar del sabor natural de los tomates o de la fruta, así como de una carne o un pescado, no nos queda otra solución que prescindir de los alimentos ultraprocesados que cuentan con cantidades elevadas de sal, azúcar y potenciadores de sabor sintéticos. Prescindir de estos alimentos, o al menos reducir su consumo al mínimo y a ocasiones eventuales, permite que las papilas gustativas recuperen la sensibilidad natural que tienen a los sabores que se encuentran en la naturaleza.

El tiempo de restauración de los sabores depende de cada persona y del tipo de dieta que realice. Por ello, resulta complicado afirmar un período concreto que permita educar de nuevo el paladar con los sabores reales de la comida natural. No obstante, en la mayoría de los casos, podríamos estar hablando de una media de 2 ó 3 meses. Pasado este tiempo sin consumir de forma habitual productos saturados de potenciadores del sabor, la mayoría de las personas empieza a notar cómo los alimentos empiezan a tener sabores y tonalidades gustativas más particulares.

Muchas personas lo comparan con lo que les sucede a los exfumadores cuando dejan el tabaco. Al principio no notan una gran diferencia. Sin embargo, pasado algún tiempo, empiezan a percibir los olores y los sabores con muchos más matices y variedades. Con los potenciadores del sabor sucede lo mismo. Cuando se prescinde de ellos en una dieta, lo más común es que al principio no se note una gran diferencia. Sin embargo, a medida que va a pasando el tiempo, el resultado es de sabores mucho más auténticos, matices hasta el momento ignorados y, sobre todo, sabores concretos que no se asemejan al resto de alimentos. Es decir, los sabores reales de cada uno de los alimentos sin que tengan que ser potenciados o enmascarados con sustancias químicas sintéticas que estimulen artificialmente las papilas gustativas.

La fibra de los vegetales

Cuando se trata de hablar de alimentación, uno de los elementos que suele pasarse muchas veces por alto es la fibra de los vegetales. Esta fibra, denominada comúnmente como fibra alimentaria o fibra vegetal, está presente en todos los alimentos de origen vegetal, y se caracteriza por ser una parte del alimento que el cuerpo humano no absorbe durante la digestión.

De hecho, siendo estrictos, lo más justo sería decir que la fibra alimentaria no es ni un alimento ni un nutriente en sí mismo, ya que se trata de una sustancia que expulsamos de nuestro cuerpo a través de las heces cuando la comida ha sido completamente procesada por nuestro sistema digestivo. Sin embargo, a pesar de ello, la fibra alimentaria tiene un papel fundamental en la digestión y en la salud. Se trata de una sustancia que cada vez está menos presente en las dietas occidentales, y representa uno de los principales motivos por los que la dieta contemporánea constituye una fuente de enfermedades para muchas personas en lugar de ser una fuente de salud y bienestar.

¿Qué es la fibra alimentaria?

Como ya hemos mencionado, la fibra alimentaria, o fibra vegetal, es una sustancia presente en los alimentos vegetales. Se trata de una sustancia que, en la mayoría de los casos, está formada por las partes más duras y ásperas de los vegetales, como sucede especialmente con la pared celular de los organismos vegetales. Esta dureza, así como la falta de enzimas concretas en el sistema digestivo humano para digerirlas, hace que no puedan ser transformadas en otras sustancias más simples que sí que podrían ser absorbidas por el organismo.

Sin embargo, a pesar de que nuestro sistema digestivo no esté capacitado para metabolizarlas, esto no significa que la fibra alimentaria sea expulsada del cuerpo en el mismo estado en el que entró. De hecho, aunque el sistema digestivo humano no tenga capacidad para procesarla en su totalidad, gran parte de la microbiota presente en el intestino grueso sí que se ve afectada por esta fibra alimentaria. La microbiota del intestino grueso es el conjunto de microorganismos que viven en el interior de nuestro intestino y que están en simbiosis con nosotros mismos. Esto significa que ambos organismos, humanos y bacterias de la microbiota, colaboramos para nuestro beneficio mutuo.

En el caso del ser humano, su intestino sirve de hogar a estos microorganismos y, además, le proporciona alimento continuamente (como por ejemplo la fibra alimentaria). Así mismo, en el caso de la microbiota, beneficia al ser humano actuando como un escudo contra las bacterias dañinas que puedan llegar al sistema digestivo, ya que contrarresta muchos de los efectos perjudiciales que estas bacterias podrían tener en nuestro cuerpo.

De hecho, la microbiota es la responsable de que la fibra alimentaria produzca gases. Aunque nuestro cuerpo no pueda digerirla, muchas de las bacterias buenas de nuestro intestino sí que lo hacen. Se alimentan en gran parte de esta fibra que tomamos y, durante su digestión, segregan diferentes gases que se acumulan en nuestro intestino y que después expulsamos de manera natural. Este acto, aunque pueda parecer poco elegante, es un proceso natural y beneficioso para la salud de nuestro organismo.

¿Qué beneficios tiene la ingesta de fibra alimentaria?

Como hemos visto, el primer beneficio que tenemos que considerar a la hora de hablar de la fibra alimentaria es la buena salud de nuestra microbiota intestinal. Al ingerir alimentos ricos en fibra, estamos alimentando a nuestras bacterias buenas del intestino, lo que repercute en nuestra salud de diferentes maneras, principalmente, en un aumento considerable de nuestras defensas.

Por otro lado, tenemos que tener en cuenta que la fibra alimentaria, aunque se vea afectada por la acción de la microbiota que se alimenta de una parte de ella, no se destruye por completo, sino que la mayor parte de su masa continua por el camino natural de nuestro intestino hasta el ano, desde donde es expulsada de nuestro cuerpo a través de las heces. Este acto, aunque pueda parecer una pérdida de materiales sin ningún valor, afecta de forma fundamental a nuestra salud intestinal.

La fibra, al no ser digerible, actúa como una escoba que barre el interior de las paredes de nuestro sistema digestivo. Pensemos por un momento en la naturaleza de las heces. ¿Qué sucede muchas veces después de ir al baño? Vemos que las heces se quedan "pegadas" a las paredes del inodoro. Esto sucede porque la propia consistencia de estas heces es blanda y pegajosa. Esto mismo que vemos que sucede con frecuencia en nuestro inodoro sucede también en el interior de nuestro cuerpo.

La peristalsis, que es el nombre con el que se conocen a los movimientos naturales del intestino y que permiten evacuar las heces al exterior, en muchas ocasiones, no es suficiente como para eliminar la totalidad de las heces. En consecuencia, una parte importante de las heces termina acumulándose en las paredes del intestino, donde permanecerá por más o menos tiempo, pero siempre más del deseado. Esto conlleva la putrefacción de esta materia orgánica, lo que también provoca la proliferación de las bacterias malas para nuestro organismo. La microbiota positiva no es capaz de contrarrestar este efecto por sí sola y, en consecuencia, nuestras defensas naturales del intestino grueso se ven afectadas.

Sin embargo, al incluir una elevada cantidad de fibra en nuestras comidas, este efecto de "pegado" se contrarresta. La fibra, al estar compuesta de elementos más grandes que el resto de las heces, así como por texturas fibrosas y alargadas, propias de la fibra vegetal, actúa como una escoba que barre el exceso de heces y cualquier resto antiguo que se haya podido depositar en las paredes intestinales.

En consecuencia, la ingesta regular de fibra nos ayuda a proteger la propia microbiota mediante su alimentación, pero también mediante la evacuación de los restos más antiguos de heces que pueden provocar un aumento de las bacterias dañinas para la salud. Así mismo, esto conlleva una protección directa de nuestro intestino grueso, lo que se traduce en prevención de enfermedades como la diverticulitis o el cáncer de colon.

¿En qué alimentos podemos encontrar fibra alimentaria?

El propio nombre de la fibra alimentaria, también llamada fibra vegetal, nos da una idea de los alimentos en los que vamos a poder encontrarla. La fibra alimentaria solo está presente en alimentos de origen vegetal. Especialmente en verduras, frutas y legumbres, aunque también en los cereales, frutos secos y algunas setas. Sin embargo, uno de los aspectos que tenemos que tener en cuenta es que la fibra solo estará presente en los alimentos naturales o muy poco procesados.

El mejor ejemplo de la falta de fibra lo encontramos en las harinas refinadas. Este alimento, que se suele obtener principalmente de los cereales como el trigo o el arroz, es un alimento que en origen cuenta con un nivel de fibra vegetal bastante elevado. Sin embargo, mediante tratamientos específicos, se consigue retirar la fibra. Esto, que es completamente opuesto a lo que se recomienda desde la ciencia de la nutrición y desde los sectores de la salud, tiene un explicación sencilla: las harinas refinadas dan alimentos más suaves. Es decir, con harina refinada se obtiene, por ejemplo, el pan blanco, mientras que usando harinas integrales obtenemos panes integrales. Por ello, siempre que sea posible, deberemos escoger alimentos integrales frente a los elaborados con harinas refinadas.

El pan es uno de los ejemplos más evidentes, aunque hay muchos otros. Otro ejemplo importante lo encontramos en una de las modas que presume de ser saludable y que, a pesar de ello, conlleva un problema fundamental respecto al papel que la fibra alimentaria cumple en nuestra salud: los zumos o jugos naturales.

Los zumos o jugos naturales se obtienen a partir de licuar frutas y verduras frescas. De este modo, obtenemos muchas de sus vitaminas y minerales, así como la fructosa presente de forma natural en la fruta. Sin embargo, después de licuar la fruta y la verdura, el zumo resultante se suele colar o filtrar para eliminar "la pulpa". Esa pulpa es, precisamente, la fibra vegetal de la fruta y las verduras y, al colar el zumo, lo que estamos haciendo es eliminar uno de los elementos más saludables que estos alimentos nos ofrece. Por ello, si tomamos zumos o jugos con frecuencia, es muy importante que los tomemos enteros. Es decir, sin colar. Esto nos permitirá aprovechar al máximo su potencial saludable, lo que al final redundará en nuestro propio beneficio.

No obstante, a modo de conclusión, debemos tener en cuenta que la principal fuente de fibra vegetal la encontramos en la fruta, la verdura y las legumbres. Por ello, estos alimentos deben constituir la base de nuestra alimentación, ya sea en forma de ensaladas o macedonias, platos de cuchara a partir de garbanzos, lentejas, soja, alubias o frijoles, así como acompañamiento presente en otros platos. Una forma estupenda de completar la fibra de cualquier plato es incluir un puñado de legumbres hervidas, por ejemplo en las ensaladas, o incluso en platos de pasta o arroces.

Comer por los ojos

Hasta ahora, hemos estado hablando de la importancia de los alimentos saludables, así como de la importancia de dar prioridad a la calidad frente a la cantidad. Sin embargo, la cantidad es un factor al que también deberemos prestar atención si queremos conseguir una alimentación sana y equilibrada.

Dejando a un lado el hecho de que debemos escoger alimentos naturales y saludables, ¿qué cantidad de comida es la correcta y cuándo podríamos considerar que nos estamos pasando? Desde un punto de vista meramente calórico, lo ideal sería ajustarse a los parámetros de ingesta calórica recomendados para cada persona según su sexo, edad y actividad física. Sin embargo, con excepción de los deportistas, la mayor parte de la población en Occidente tiende a comer considerablemente más de lo que es necesario, además de recomendable.

Esto sucede por diferentes motivos. El principal de ellos es algo tan sencillo como que nos gusta comer. Nuestro organismo ha evolucionado para que sintamos placer cuando comemos. Esto es perfectamente lógico, ya que necesitamos comer para obtener la energía y los nutrientes necesarios para estar vivos. Por ello, la evolución desarrolló el placer por la comida.

De hecho, si tenemos en cuenta que esta evolución tuvo lugar a lo largo de millones de años en los que el ser humano, la mayoría de las veces, tenía muy complicado acceder a la comida con facilidad, es normal que nuestro organismo reaccione disfrutando con la comida y tendiendo a llenar el estómago lo más posible. No obstante, en la actualidad, en los países desarrollados no existen dificultades para acceder a la comida. Incluso las personas más desfavorecidas tienen acceso a los alimentos a través de instituciones públicas u obras de caridad. De hecho, en Occidente, el verdadero problema que se deriva de la alimentación es la sobrealimentación en lugar de la desnutrición.

El error de las dietas detox

En los últimos años se han popularizado las denominadas dietas detox, o dietas para desintoxicarse. Estas dietas suelen realizarse durante períodos de tiempo muy cortos, algunas veces incluso solo un día. Su objetivo, tal y como dice su nombre, es el de desintoxicar el cuerpo después de los excesos cometidos con anterioridad. Se trata de dietas especialmente populares después de las fechas señaladas, como pueden ser Navidades o vacaciones, cuando los excesos que cometemos con la comida son mayores que el resto del año.

Sin embargo, estas dietas detox no tienen el resultado esperado o, por lo menos, el que muchas veces venden las revistas en las que suelen promocionarse. El cuerpo no se puede "desintoxicar" en un día o una semana. Los alimentos que tomamos actúan en nuestro organismo durante un período de tiempo más largo que el que muchas veces se piensa. De media, se suele considerar necesario que pasen alrededor de 60 días (unos dos meses aproximadamente) para que cualquier cambio que hayamos realizado en nuestra alimentación o rutina de ejercicio se note en forma de un cambio físico medible. Dicho de otra forma, las dietas detox no sirven para desintoxicar el cuerpo si después de ellas nos atiborramos a productos ultraprocesados y a bebidas alcohólicas o azucaradas. Este tipo de mal llamadas dietas desintoxicantes pueden ser útiles a la hora de asentar el estómago después de una enfermedad, por ejemplo una gastroenteritis o un cólico. Además, en estos casos, lo correcto sería hablar de dieta blanda, o dieta para enfermos, muy diferente a lo que se considera popularmente como "dieta detox".

Sin embargo, si creemos que si el fin de semana nos atiborramos a comida basura y el lunes lo pasamos únicamente a base de zumos de fruta natural conseguimos equilibrar nuestra alimentación, estaremos cometiendo un grave error. Tanto la comida basura como los zumos de fruta que ingiramos tendrán su efecto en nuestro organismo, pero este efecto será el resultado de la suma de todos los productos ingeridos, y se alargará en el tiempo mucho más que un par de días. Por ello, lo más adecuado es adoptar un estilo de vida saludable que sea constante a lo largo del tiempo. Es mejor reducir la ingesta de productos insanos el fin de semana que atiborrarse a fruta y verdura el lunes.

La medida del plato de fruta

Uno de los trucos para reducir la cantidad de comida que consumimos lo vamos a tener en el recipiente que usemos para poner la comida. Por lo general, la mayoría de las personas utiliza platos de medidas estándares, que terminan siendo mucho más grandes que las porciones reales de comida que necesitamos. En consecuencia, como la inercia a la hora de servir la comida es la de llenar el plato, nos terminamos acostumbrando a raciones mucho más grandes de lo que necesitamos o de lo que sería recomendable en muchos casos.

El truco del plato de fruta consiste, simplemente, en sustituir los platos habituales de la comida por los platos que tradicionalmente se recomiendan para la fruta o para el postre. Este tipo de platos son considerablemente más pequeños que los "normales". La consecuencia de usar este tipo de platos es que la cantidad de comida que cabe en su interior en menor y, algo tan simple como esto, es tremendamente eficaz a la hora de reducir la cantidad de comida que ingerimos muchas veces por simple inercia.

En multitud de ocasiones, terminamos la última parte de la comida sin ganas, sabiendo que no tenemos hambre pero que, como solo queda un poco, "no lo vamos a tirar". Esto es un grave error, ya que esos "pocos" que se van acumulando día tras día y comida tras comida terminan suponiendo un plus adicional a la ingesta normal de comida y, en consecuencia, un aumento en el consumo de calorías que podríamos eliminar de nuestro menú sin ningún problema.

Además, si se diera el caso de que realmente nos quedamos con hambre después de comer en estos platos de fruta más pequeños, podremos ir a la cocina y tomar más comida. Sin embargo, cuando aplicamos el truco del plato de fruta, normalmente descubrimos, no sin cierto asombro, que no necesitamos tanta comida para sentirnos satisfechos, y que la mayoría de las veces terminábamos tomando más cantidad de comida por mera inercia.

El truco del plato de fruta se puede aplicar tanto a los platos llanos como a los hondos. Es decir, aquellos destinados a platos como guisos o sopas. Lo más aconsejable para realizar este truco es modificar la distribución de la vajilla en casa. Si nos concienciamos de que vamos a usar los platos de fruta para comer, entonces no tiene sentido que los platos grandes estén ocupando espacio en la cocina. Lo mejor es guardarlos en una caja en un armario o en otro lugar diferente a la propia cocina. Así, podremos utilizarlos de nuevo si algún día los necesitamos, por ejemplo si vamos a recibir invitados en casa. Al no tener acceso directo a los platos grandes, será mucho más sencillo implantar la costumbre de comer a diario en platos pequeños o platos de fruta, lo que hará que, pasados unos días, nos resulte un acto completamente natural y asimilado, consiguiendo así reducir una cantidad de ingesta excesiva considerable.

Comer fuera de casa

¿Sabrías diferenciar la comida basura de la comida que no lo es? En general, una de las características por las que se puede identificar más rápido la comida basura o la comida chatarra es su precio. Este tipo de comida es fabricada (sí, lo correcto es decir fabricada, igual que se fabrica un teléfono o un televisor) reduciendo lo más posible su coste para poder ofrecer precios muy competitivos en el supermercado o el restaurante. En consecuencia, este tipo de comida es muy barata, fácil de adquirir y destinada a un público muy amplio. Esto se consigue gracias al uso de materiales de calidad muy pobre, es decir, procesados y ultraprocesados que permiten obtener grandes cantidades de comida a precios bajos y en grandes cantidades. De esta forma, las empresas que fabrican este tipo de comida obtienen mayores beneficios, aunque lo hagan a costa de la salud de sus clientes.

El problema de la comida basura o comida chatarra es que, al estar fabricada a partir de materia prima de tan baja calidad, se destruyen la mayor parte de los nutrientes que esos alimentos nos ofrecerían en su estado original. De este modo, al tomar el pan de una hamburguesa, por poner un ejemplo, lo que estamos consumiendo básicamente es almidón procedente de las harinas refinadas con las que se ha fabricado ese pan. Sin embargo, no obtenemos ningún beneficio al carecer de las vitaminas, minerales y cualquier otro tipo de micronutriente que, originalmente, estaría presente en el cereal con el que se ha fabricado el pan. Esto se aplicable a prácticamente toda la comida basura, desde las hamburguesas y los perritos calientes, hasta las pizzas o comida precocinada que se venden a precios ridículos.

Sin embargo, otro de los problemas que presenta este tipo de comida es que, además de no tener los nutrientes que deberían y que nuestro cuerpo necesita para estar sano y funcionar correctamente, contienen cantidades ingentes de sustancias químicas sintéticas que afectan negativamente a nuestro cuerpo. Muchas de ellas actúan como interruptores endocrinos. Es decir, sustancias que confunden a las hormonas de nuestro cuerpo, causando enfermedades muy variadas, que pueden ir desde la retención de líquidos, trastornos digestivos, cambios de humor, insomnio, dificultad a la hora de concentrarse e, incluso, problemas de impotencia en los hombres y problemas de fertilidad en ambos sexos.

Cabe preguntarse entonces ¿qué función tienen estas sustancias que se les añaden a la comida basura? ¿Siendo tan malas para la salud, por qué se les añaden a la comida chatarra? Como hemos mencionado, esta comida está pensada con un único objetivo, y no es alimentarte, sino ser rentables para las empresas que las fabrican, que quieren obtener el máximo beneficio al menor coste posible. Estas sustancias tienen la capacidad de hacer que, por ejemplo, una carne de pésima calidad sepa realmente buena. Basta con añadirle ciertos potenciadores del sabor, aromas artificiales, estabilizadores de la textura y una larga retahíla de sustancias químicas que consiguen que, al morder la hamburguesa, sintamos realmente que estamos comiendo carne de una calidad excelente. Sin embargo, todo es mentira.

Estas sustancias químicas que se usan para fabricar la comida basura son muy baratas de producir en laboratorio y, en consecuencia, resulta mucho más barato comprar carne de mala calidad y desnaturalizada, añadirle estas sustancias, prepararla de forma económica, envolverla en una caja llamativa y atractiva para el consumidor y venderla a precios de risa. Al final, los números salen, y este tipo de empresas se embolsan beneficios muy pingües vendiendo alimentos de pésima calidad a un coste ínfimo.

¿De quién es la culpa?

No cabe duda de que las empresas que fabrican este tipo de comida basura tienen una responsabilidad fundamental a la hora de que la salud de las personas en el planeta haya empeorado considerablemente en las últimas décadas. Sin embargo, ¿te obligan a comer su producto?

Resulta complicado aceptar que la culpa de las empresas que se dedican al negocio de la comida basura es la única variable responsable en la ecuación de la salud pública. Es cierto que necesitamos legislaciones más restrictivas y exigentes en lo que a salud pública y alimentación se refiere. En este sentido, existen diferentes casos según el país en el que nos encontremos. Algunos mejores que otros. Sin embargo, en última instancia, siempre es el consumidor quien debe mirar por sus propios intereses. ¿Comes hamburguesas y pizzas precocinadas una o varias veces a la semana? Entonces, es muy probable que para encontrar al principal culpable de esos malos hábitos alimenticios debas mirarte al espejo. No debemos pensar que se trata de una cuestión de culpabilizar al consumidor, pero sí de pedirle que sea tan exigente con sus propias decisiones como lo es con aquellas empresas que juegan con su salud.

Si estás leyendo este libro es porque, al menos en la mayoría de los casos, ya has dado un primer paso: interesarte por tu propia salud. Eso es el principio. El segundo paso es tomar las decisiones correctas. Comer es un acto que realizamos varias veces al día todos los días de nuestra vida. Las decisiones que tomemos al respecto condicionarán tanto nuestra longevidad como la salud y calidad de vida con la que vivamos.

Por ello, es fundamental aprender a decir "no" a la comida basura. Se trata de comida que está ahí y que, en ocasiones eventuales, puede ser una opción, especialmente en ciertos actos sociales donde resulta más complicado que en otras ocasiones evitar este tipo de platos. No obstante, la mayoría de las veces, es la comodidad o la vagancia la que nos lleva a consumir comida basura o comida chatarra. De este modo, es importante desarrollar técnicas de autocontrol y autoconocimiento, así como adquirir ciertas dotes culinarias que nos permitan desenvolvernos con soltura en la cocina. Si quieres evitar la comida basura, aprende a cocinar. Es la forma más efectiva de suprimirla de tu menú diario. Los días de trabajo, llévate la tartera de casa. Además de ser una opción mucho más saludable, a la larga también será mucho más económico.

Comer fuera de casa y comer bien

Por otro lado, cabe mencionar que no toda la comida que podemos encontrar fuera de casa es comida basura o comida chatarra. ¿Cómo vamos a poder identificarla? Desgraciadamente, uno de los mejores indicativos suele ser el precio, aunque no siempre. La comida sana que podemos tomar fuera de casa es comida que se ha cocinado del mismo modo (más allá de la técnica) que la que podríamos haber preparado nosotros mismos en nuestra cocina. Es decir, ha llevado tiempo y dedicación.

Una de las cosas que tenemos que tener más claro cuando se trate de comer bien fuera de casa es que, además de que la comida pueda tener un precio mayor o menor, el mayor coste de esa comida es el que vamos a tener que pagar por prepararla. Al fin y al cabo, ¿cuánto te tendrían que pagar a ti para que tú mismo hicieras el esfuerzo de cocinar para otra persona? Pues eso, más el coste de los materiales y la infraestructura para venderla, es el coste de la comida sana y buena que se puede consumir fuera de casa.

Naturalmente, el precio no es el único elemento que nos va a servir de guía a la hora de identificar la buena comida. De hecho, nos pueden vender comida cara y que, a pesar del precio, el valor nutricional sea realmente pobre. Sin embargo de lo que sí que vamos a poder estar seguros es de que la comida muy barata no va a poder ser de calidad, ya que las cuentas no salen rentables.

Así mismo, otro de los factores en los que tendremos que fijarnos para saber si la calidad de la comida que tomamos fuera de casa es sana o no son los ingredientes. Imagina que vas a un restaurante y ves en la carta dos opciones entre las que cabe escoger. Una es una hamburguesa de carne roja, aderezada con salsas de diferentes tipos. La otra una ensalada de legumbres aderezada con aceite de oliva virgen. Obviamente, la calidad de los materiales con los que se ha preparado cada una de estas comidas no es la misma, por lo que, será un elemento fundamental que también nos ayudará a distinguir si un plato que tomamos fuera de casa es más o menos saludable que otro.

De este modo, si queremos comer bien y hacerlo fuera de casa, lo primero que vamos a tener que tener claro es que el precio será más elevado que cuando se trate de la ya mencionada comida basura. A continuación, deberemos aplicar todo lo aprendido sobre nutrición y alimentación. Es decir, asegurarnos de que los ingredientes sean lo más naturales posibles, que hayan evitado los procesos de refinados excesivos y que las cantidades sean las adecuadas. En definitiva, que un único elemento no eclipse el plato en su conjunto, sino que nuestro juicio a la hora de escoger un restaurante y el menú que vayamos a tomar sea una decisión pensada y consciente, que responda lo mejor posible a las opciones disponibles en cada situación. Así mismo, no podemos pasar por alto que, hoy en día, cada vez son más los restaurantes disponibles que ofrecen comidas saludables. Si no te queda otra opción que comer fuera de casa, infórmate del lugar donde vas a hacerlo, busca aquel establecimiento que tenga una oferta más saludable y que mejor se adapte a tus necesidades. Esta búsqueda lleva poco tiempo, y puede suponer un cambio importante en tu salud. Con todo y con esto, uno de los aspectos que tenemos que tener en cuenta es que, como en casa, nunca vamos a comer igual de sano. Así que lo mejor es que te metas en la cocina y que perfecciones tus habilidades culinarias, de modo que las comidas fuera de casa sean la excepción y no la norma.

Hábitos saludables en la cocina

Hemos hablado ampliamente de la importancia que tiene comer en casa frente al problema que plantea hacerlo fuera, salvo honrosas excepciones. Sin embargo, en muchos casos, comer en casa no garantiza que la comida que tomemos sea lo más saludable que podría ser. En este capítulo, profundizaremos en una serie de aspectos generales que, si bien es cierto que pueden ser conocidos por la mayoría, es importante recordarlos para asegurarse de que nuestra cocina no se convierte en el lugar donde arruinar una comida saludable y basada en productos naturales.

¿Cuál es la forma adecuada de descongelar los alimentos?

Una de las creencias más extendidas es que, para descongelar los alimentos correctamente, debemos sacarlos del frigorífico y dejar que se descongelen a temperatura ambiente. Sin embargo, esta es en realidad la peor forma en que podemos hacerlo. Cuando un alimento se descongela de esta forma, el exterior del alimento lo hace antes que el interior. En consecuencia, es muy común que las bacterias puedan proliferar en esta capa externa, mientras que el interior todavía sigue congelado.

En su lugar, tenemos dos formas mucho más adecuadas de hacerlo. Por un lado, podremos descongelar los alimentos sacándolos del congelador e introduciéndolos en el interior del frigorífico. En este caso, la temperatura es inferior a la temperatura ambiental, pero lo suficientemente fría como para que el alimento se descongele. Hacerlo de esta forma, evita que las bacterias puedan dañar el alimento durante el proceso de descongelación, por lo que es más recomendable que hacerlo a temperatura ambiente.

Por otro lado, también podremos descoger los alimentos haciendo uso del microondas, ya que el proceso de descongelación se realiza en muy poco tiempo, lo que impide que las bacterias puedan llegar a hacer su aparición.

Finalmente, otro de los aspectos que tendremos que tener en cuenta cuando se trate de comida descongelada, es que deberemos consumirla antes de que pasen 24 horas después de su descongelación.

¿Qué materiales son los más seguros para los utensilios de cocina?

Otro de los aspectos que habrá que tener en cuenta para asegurarnos de que nuestra cocina es un entorno adecuado para nuestra salud es que los utensilios de cocina que usemos sean los adecuados. Al referirnos a que sean adecuados estamos fijándonos en el material con el que están fabricados. El problema de algunos utensilios de cocina es que, debido tanto al contacto directo como a las altas temperaturas que se alcanzan, muchos de estos utensilios segregan partículas tóxicas que pasan a los alimentos y que terminamos ingiriendo. Si queremos evitarlo, lo más recomendable es eliminar de la cocina ciertos materiales en favor de otros.

Entre los materiales de cocina más seguros para la fabricación de utensilios de cocina caben destacar el acero inoxidable, el vidrio, la cerámica, el hierro fundido y la silicona. Por el contrario, se deberán evitar utensilios fabricados con plástico, aluminio, cobre, madera (absorben todo tipo de sustancias, buenas o malas), y algunos tipos de barro y esmaltes de ollas o sartenes (muchos de ellos, especialmente si son antiguos, pueden contener plomo o barnices potencialmente peligrosos para la salud). Ante la duda, lo mejor será leer el etiquetado antes de adquirir estos productos, buscando aquellos que estén realizados únicamente con materiales que no sean potencialmente peligrosos para la salud.

¿Cuándo hay que lavar las frutas y las verduras?

Durante todo el libro, hemos mencionado en varias ocasiones la importancia de tomar alimentos naturales y, especialmente, frutas y verduras, ya que son una fuente fundamental de micronutrientes. Sin embargo, uno de los aspectos que tenemos que tener en cuenta es que, antes de ser consumidas, tanto si se va a hacer en crudo como cocinadas, deberán ser lavadas correctamente.

Lavar la fruta garantiza que se elimina la presencia tanto de bacterias y gérmenes como de muchos de los pesticidas presentes en los vegetales que no son de origen ecológico. Para lavarlas, basta con hacerlo debajo del agua del grifo durante un tiempo prudencial (unos 30 segundos es un tiempo adecuado).

Por otro lado, también hay que tener en cuenta que, tanto frutas como verduras, deberán ser lavadas justo antes de ser consumidas o cocinadas. Si lavamos la fruta y la verdura y después la colocamos en el frutero o la introducimos en la nevera, las bacterias de otros alimentos o del propio ambiente podrían volver a depositarse sobre la comida. Por ello, es muy importante recordar que tanto la fruta como la verdura deberá ser lavada justo cuando vaya a ser consumida, no antes.

¿Qué tratamiento necesita el pescado fresco?

Uno de los aspectos que hay que tener en cuenta cuando se compra pescado fresco es que habrá que sacarle las vísceras en cuanto se llegue a casa. Esto se debe a que se trata de la parte más peligrosa desde un punto de vista de posibles parásitos. Por ello, cuanto más tiempo pase desde que el pez ha muerto, más probabilidades habrá de que los posibles parásitos proliferen.

Después de retirar las vísceras completamente, se podrá cocinar, congelar, o conservar en el frigorífico durante un máximo de 24 horas. Así mismo, si se quiere estar completamente seguro de que el pescado no contiene parásitos como el anisakis, lo más recomendable será congelar el pescado al menos durante una semana, así como consumirlo siempre cocinado.

¿Es peligroso consumir carne cruda o poco cocinada?

Aunque es habitual encontrar diferentes platos que están elaborados con carnes crudas o poco cocinadas, hay que tener en cuenta que supone un riesgo para la salud. Una de las principales ventajas de cocinar la carne es que se consigue eliminar la mayor parte de los parásitos o bacterias que pudiera contener. Esto no sucede cuando la carne se consume cruda o poco hecha. Algunos ejemplos de posibles bacterias a los que se podría estar expuesto en el caso de consumir la carne cruda son la toxoplasmosis, la triquinosis o la salmonela. Estas bacterias pueden pasar al organismo humano y hacerlo enfermar. Sin embargo, al cocinar la carne, se eliminan por completo, por lo que se descarta también el riesgo.

En cualquier caso, si finalmente se va a consumir este tipo de platos en los que la carne esté cruda o poco cocinada, es importante tomar en cuenta las precauciones oportunas. En este sentido, es fundamental que la carne esté en buenas condiciones y que tenga buen aspecto, que su olor sea el adecuado y, por supuesto, que haya pasado por todos los controles sanitarios pertinentes.

Una cuestión de prioridades

Durante todo el libro, hemos podido ver algunos consejos básicos que nos ayudarán a mejorar nuestra alimentación, tanto en el sentido de qué alimentos debemos comer y cuáles no, como en el aspecto relativo a cómo hacerlo. Es decir, cómo facilitar la toma de decisiones y cómo conseguir comer mejor siguiendo esos pequeños trucos en el día a día de nuestras comidas.

No obstante, antes de terminar, merece la pena hacer una reflexión sobre qué importancia tiene la alimentación. En la vida tomamos muchas decisiones, algunas de forma consciente y otras de forma inconsciente. En resumidas cuentas, todas las elecciones que tomamos, tanto las que son conscientes como las que no lo son, están enfocadas a un mismo fin: ser feliz. De hecho, la elección correcta de ciertas decisiones en la vida es la que nos permite progresar, poco a poco, y hacer de nuestro proyecto vital una realidad y no solo una idea.

Llegados a este punto, cabe preguntarse por las cosas que la mayoría de las personas consideran necesarias para ser feliz. Cuando preguntamos a la gente, la mayoría de las personas responde que las cosas que le hacen más feliz en la vida son la familia, la pareja, los amigos, así como el éxito laboral. Además, en la mayoría de los caos, también se suele incluir la salud como uno de los elementos fundamentales para alcanzar esa felicidad. Sin embargo, es en este punto donde las cosas que se dicen no siempre coinciden con lo que se hace.

Si tomamos con ejemplo del éxito laboral, una persona que quiera progresar en su trabajo se preocupará por formarse, así como por continuar con dicha formación de manera continuada. Llevará a cabo diferentes tareas que le permitan ser más eficiente en su trabajo, conseguir puntos que se consideren un valor añadido en su trayectoria profesional y que, en conjunto, consigan que llegue a desarrollar esa parte de la vida que le hace feliz.

Sin embargo, cuando se trata de "tener salud", ¿qué hacemos realmente para obtenerla? Muchas personas esperan que la salud sea algo que le venga dado, algo que surja de forma natural y espontánea, como si la suerte fuera el principal factor a la hora de disfrutar de esa salud que tanto anhelan. Este es el principal error que se comete a la hora de alcanzar ese elemento de esa "felicidad perfecta". Es indudable que la suerte es un elemento que determinará ciertos aspectos de nuestra salud. La carga genética con la que nacemos no se puede escoger, y muchas de las condiciones de nuestra salud o enfermedad dependerán de este elemento. Sin embargo, algunos expertos han llegado a señalar que hasta el 75% de las características de nuestra buena o mala salud dependen de nuestros hábitos. En este sentido, decisiones concretas como no beber ni fumar, evitar el consumo de drogas, evitar el sedentarismo y llevar una vida activa, así como escoger una alimentación saludable, son decisiones que determinan la posibilidad o no de alcanzar la parte de la felicidad que se corresponde con ese elemento de salud.

Por ello, es fundamental que la alimentación y la dieta, la salud en general, pase a ser una de las prioridades de nuestra vida. Igual que lo son el trabajo, la pareja o la familia. No debemos esperar que la salud sea algo que dependa de la suerte, sino de nuestras decisiones concretas y conscientes. De tal modo que, día a día, decisión tras decisión, nos acerquemos más a ese objetivo global que es la felicidad y que engloba muchos objetivos secundarios y, entre los cuales, uno de los principales es la salud.

www.ingramcontent.com/pod-product-compliance
Lightning Source LLC
Chambersburg PA
CBHW051232250726
48655CB00006B/2730